Dr. med. Reimar Banis

Neue Lebenskraft durch Energiemedizin

vianova
Verlag Via Nova

Dr. med. Reimar Banis

Neue Lebenskraft durch ENERGIEMEDIZIN

Befreiung von Blockaden und unbewussten Konflikten

vianova
Verlag Via Nova

Hinweis: Bei der Psychosomatischen Energetik handelt es sich um eine noch nicht wissenschaftlich anerkannte Methode der Alternativmedizin, die eine notwendige schulmedizinische Diagnose und Therapie nicht ersetzen will und kann.

1. Auflage 2015

Verlag Via Nova, Alte Landstr. 12, 36100 Petersberg

Telefon: (06 61) 6 29 73

Fax: (06 61) 96 79 560

E-Mail: info@verlag-vianova.de

Internet: www.verlag-vianova.de

Umschlaggestaltung: Guter Punkt, München

Lektorat: Volkmar Schwabe

Satz: Sebastian Carl, Amerang

Druck und Verarbeitung: C.H. Beck, 86720 Nördlingen

ISBN 978-3-86616-306-5

Inhalt

An wen sich dieses Buch richtet

Als Allgemeinarzt mit Schwerpunkt Naturheilverfahren habe ich in jahrzehntelanger Erfahrung immer wieder erlebt, dass die große Mehrheit aller Menschen von einer energetischen Harmonisierung profitiert, und das betrifft beileibe nicht nur Kranke. Daher ist es in meinen Augen für die meisten Menschen von großem Nutzen, dieses Buch zu lesen und sich mit den Grundlagen der modernen Energiemedizin vertraut zu machen.

Viele Menschen möchten gesünder und lebendiger, fröhlicher und belastbarer werden. Dazu gibt es heute unzählige Heilversprechen, angefangen von veganer Ernährung bis hin zum Yoga. Als naturheilkundlich tätiger Allgemeinmediziner fällt mir bei meinen Untersuchungen auf, dass relativ viele Menschen – ich schätze mehr als ein Drittel, wenn nicht über die Hälfte – verborgene Energieblockaden haben, die mit Yoga, gesunder Ernährung, Sport und dergleichen nicht aufgelöst werden können. Die blockierte Energie ist der Grund dafür, dass man mit den genannten Methoden nicht wirkliche Fortschritte machen kann. Dazu wirken diese Energieblockaden unterschwellig als Krankheitsquelle, vergleichbar einem Auto, das mit angezogener Handbremse fährt.

Gerade sensible Menschen leiden besonders daran, niedrig schwingender und blockierter Energie ausgesetzt zu sein. Häufig schieben sie ihren schlechten Zustand auf andere, ihnen bekannte Ursachen wie Stress. Hochschwingende, energetisch offene und sensible Menschen leiden dabei besonders stark. Löst man ihre Energieblockaden mit einem bestimmten energiemedizinischen Verfahren dauerhaft auf – womit das geht, erzähle ich in einem folgenden Kapitel –, berichten viele von großen und unerwarteten Fortschritten, die sie sonst in jahrelanger Übungspraxis nicht erzielen konnten. Sie fühlen sich wieder wohl und voller Energie, während sie vorher statt unter vermeintlichem Stress eigentlich unter Energiemangel gelitten haben. Mit genug Energie ist man viel belastbarer, so dass einem Stress viel weniger ausmacht – Fachleute bezeichnen das als „Resilienz".

Ein zweites urmenschliches Ziel, das Menschen seit jeher umtreibt, ist bekanntlich die bessere Selbsterkenntnis. Warum kann man sich selbst so schwer erkennen? Welche negativen seelischen Emotionen, Ängste und Befürchtungen wirken im Unterbewusstsein und bestimmen die eigene Persönlichkeit, legen das gesamte Handeln und Fühlen, sogar das eigene Weltbild fest, ohne dass man sich dessen bewusst wird? Wie kann man diese Verdrängung so wichtiger Bewusstseins-Eigenschaften aufheben und wie kann man sich von diesen negativen Emotionen befreien? Auch hier kann ein energiemedizinisches Verfahren, das ich in diesem Buch vorstellen werde, erfahrungsgemäß für viele Menschen eine große Hilfe sein.

Die dritte Gruppe, an die sich dieses Buch richtet, sind chronisch kranke Menschen, die neben der üblichen Schulmedizin etwas zusätzlich machen möchten. Viele Betroffene ahnen, dass es noch andere, bislang übersehene Krankheitsursachen gibt, die eine wichtige Rolle als zusätzliche ständige Störquelle spielen. Im Lauf meiner Praxistätigkeit als Arzt war es einer der Schwerpunkte meiner täglichen Arbeit, nach verborgenen Krankheitsursachen zu forschen und zu helfen, dass diese beseitigt werden. Häufig können die Selbstheilkräfte erst dann wirken, wenn man solche versteckten Energieblockaden beseitigt.

Die vierte Lesergruppe, an die ich mich wende, sind spirituell offene und neugierige Menschen, die sich über den Sinn ihres Lebens und das Wunder des Kosmos tiefere Gedanken machen. Mancher Leser kann sich natürlich fragen, was solche Themen der Philosophie und Theologie in einem alternativmedizinischen Fachbuch zu suchen haben. Die üblichen Antworten der Religionen sind für viele moderne Menschen bekanntermaßen unglaubwürdig geworden. Religion ist für sie zu etwas Menschengemachten geworden und damit erscheinen seine Grundlagen zweifelhaft, doch das individuelle menschliche Leben bleibt gleichwohl ein Mysterium. Was ist der Sinn unseres Lebens? In der Psychosomatischen Energetik verbinden sich uralte Methoden wie der Schamanismus und das indische Yoga mit Psychoanalyse und Homöopathie zu einem neuen Ganzen. Durch Erkenntnisse der modernen Energiemedizin, der Parapsychologie und der modernen Reinkarnationsforschung glaube ich dazu einige sinnvolle und ermunternde Antworten geben zu können.

Was ist überhaupt feinstoffliche Energie?

Viele spirituelle Systeme und Heilmethoden beruhen auf der Idee einer „feinstofflichen Energie“. Wer wie ich an die Existenz einer feinstofflichen Energie glaubt, sollte redlicherweise trotzdem zugeben, dass niemand genau weiß, was das eigentlich ist: Sind es Schwingungsfelder? Sind es Informationsfelder? Besteht es aus geistartiger Substanz? Darf man es mit elektromagnetischer Energie vergleichen? Niemand weiß bis heute genau, aus was die feinstoffliche Energie im naturwissenschaftlichen Sinn besteht. Die feinstoffliche Energie wird synonym Prana, Ch'i, Od, Orgon, Nullpunkt-Energie genannt – die Liste möglicher Begriffe erscheint endlos. Diese Energie kann nur anhand ihrer Wirkung auf lebende Organismen wie Menschen, Tiere oder Pflanzen nachgewiesen werden. Darin ist sie Phänomen des Lebendigen wie der Seele, der Liebe oder den Emotionen verwandt, die man auch nicht direkt nachweisen kann, die ebenfalls eine eigenständige Existenz besitzen.

Als naturheilkundlich tätiger Mediziner arbeite ich täglich mit der Lebensenergie und erlebe dabei, dass sie bestimmten Regeln gehorcht, bei deren Anwendung man reproduzierbare Heilphänomene erlebt. Da reale Phänomene typischerweise klaren Gesetzen unterliegen, kann man davon ausgehen, dass die Lebensenergie existiert. In der Psychosomatischen Energetik können wir die Energie darüber hinaus testen. Weil diese Testungen mit objektivierbaren Krankheitsbildern übereinstimmen, können wir daraus folgern, dass die Lebensenergie tatsächlich existiert.

Statt von feinstofflicher Energie (englisch „*subtle energy*") möchte ich im Folgenden lieber von Lebensenergie oder „**Energetik**" sprechen. Die Lebensenergie ist höchstwahrscheinlich eine wichtige Quelle des Lebens selbst, denn wenn man zu wenig Lebensenergie hat, wird man schwach, müde und krank. Hat man dagegen viel Lebensenergie, was man an vielen sehr alten, gesunden und lebensfrohen Menschen gut sehen kann, ist man kräftig, belastbar, voller Tatkraft und Lebensfreude.

Manche Menschen können die Aura sehen, also die Energiefelder, die sich um Lebewesen herum bilden, aber das sind wenige. Viel mehr Menschen spüren die Felder der Lebensenergie, etwa als Windhauch, vibrierende Felder oder Wärme. Das älteste medizinische Verfahren zur medizinischen Anwendung der Lebensenergie ist die chinesische Akupunktur. Bis heute ist die Existenz der Akupunkturmeridiane wissenschaftlich wenig erforscht, durch die die Lebensenergie fließen soll. Man weiß aber durch große Studien, dass Akupunktur eindeutig wirkt. Was aber das eigentliche physikalisch-chemisch fassbare Wirkprinzip der Akupunktur ausmacht, ist bis heute unbekannt.

Vor dreitausend Jahren entstand das indische Yoga, in dem grundlegende Erkenntnisse der feinstofflichen Energie erstmals beschrieben wurden. Es waren damals heilige Männer, die durch lange Meditation die Gabe erlangt hatten, die feinstoffliche Energie wahrzunehmen. Sie sahen feine Nebel in Form

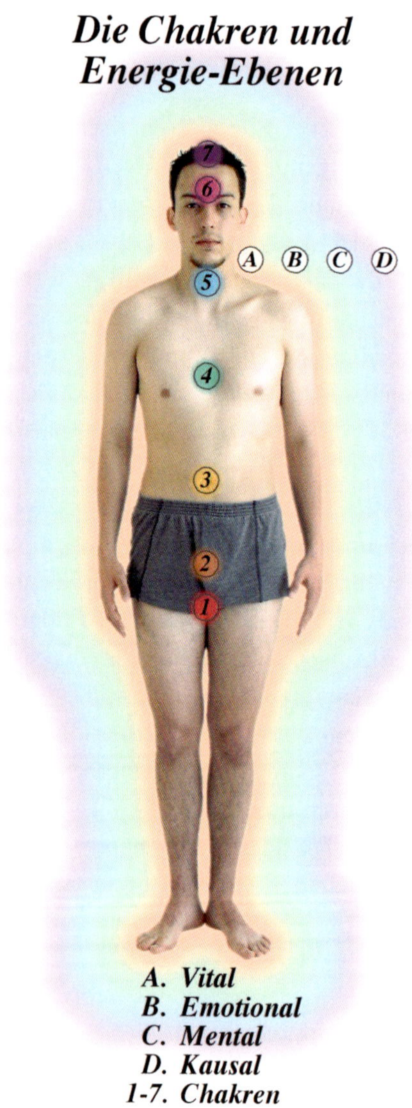

Abbildung 1: Die vier Aura-Ebenen und die sieben Energiezentren (Chakren)

der **Aura** um Personen und unterschieden vier Schichten: vital, emotional, mental und kausal (siehe Abbildung 1). Sie haben daneben erstmals die sieben Energiezentren (Chakren) und die Kanäle der Lebensenergie (Meridiane, Nadis) beschrieben. Yoga und Buddhismus entwickelten über die Jahrtausende ein ausgeklügeltes System, wie man die feinstoffliche Energie lenken und steigern kann.

Auch die über zweihundert Jahre alte Homöopathie des deutschen Apothekers und Arztes Samuel Hahnemann beruht auf der Idee einer unsichtbaren Lebenskraft. Sie soll bei Krankheiten verstimmt sein und durch die Heilschwingungen der homöopathischen Mittel geheilt werden. Bei der Homöopathie heilt man mit stark verdünnten und stark verschüttelten (potenzierten) Stoffen, mit denen die verstimmte Lebenskraft harmonisiert werden soll. Es ist zu vermuten, dass die Homöopathie durch Resonanzphänomene arbeitet, also mit ähnlichen Schwingungen, die sich überlagern und dadurch auslöschen. Homöopathische Mittel sind vergleichbar mit Computer-Informationen (Bits), wobei jedes der hunderte von homöopathischen Mitteln andere Schwingungs-Informationen gespeichert hat.

Kurze Geschichte der modernen Energiemedizin

Der Begriff „Energiemedizin“ wird üblicherweise für medizinische Verfahren mit elektromagnetischer oder feinstofflich-energetischer Therapie verwendet. Am bekanntesten sind heutzutage die chinesische Akupunktur und die aus Deutschland stammende Homöopathie. Zur Energiemedizin gehören aber auch im weitesten Sinn das indische Yoga, das chinesische T'ai Chi, das Handauflegen, Geistheilung, Heilen mit Bachblüten und Heilsteinen. In der universitären sogenannten „Schulmedizin“ werden diese Verfahren als unwissenschaftlich abgelehnt. Sie werden wie im Fall der Akupunktur auf Stimulierung von Opiat-Rezeptoren zurückgeführt, das heißt auf naturwissenschaftlich objektivierbare Sachverhalte.

Der Beginn der modernen Energiemedizin kann mit einigen wichtigen historischen Persönlichkeiten in Verbindung gebracht werden, die der ganzen Bewegung ihren Stempel aufdrückten. Vom Weltbild her haben der mittelalterliche deutsche Arzt Paracelsus sowie sein englischer Kollege Fludd einen großen Einfluss ausgeübt. Erstmals wird der Mensch in natürliche und kosmische Schwingungsfelder eingebettet gesehen. Ihre Vorstellungen leben in den Schwingungsfeldern fort, die die Energiemedizin postuliert.

Mit dem animalischen Magnetismus des deutschen Arztes Franz Anton Mesmer (1734–1815) wird Energiemedizin erstmals zu einer Modewelle. Mesmer erkennt, dass die feinstoffliche Energie durch Magnete angeregt und verstärkt werden kann, aber auch aus den Händen begabter Menschen strömt. Magnete haben nach meiner Erfahrung bei Daueranwendung den Nachteil, das Energiefeld regelrecht zu vergewaltigen, weshalb man ihre Anwendung begrenzen sollte. Letztlich gilt diese Regel natürlich auch für alle elektromagnetischen Geräte wie etwa Handys, die auf Dauer ebenfalls energetisch stören. Wirklich dauerhaft wirksame Entstörmöglichkeiten gibt es dabei nicht, obwohl solche verkauft werden.

Die moderne Energiemedizin begann in Amerika. Der amerikanische Neurologe Albert Abrams machte um die Zeit des I. Weltkrieges eine bemerkenswerte Entdeckung, als er den Bauch eines Kranken abklopfte (3). Ärzte nennen das „Perkussion“ und klopfen dabei mit dem Zeige- und Mittelfinger Körperpartien ab, um tieferliegende Krankheiten zu erkennen. Der Klopfton war überraschenderweise anders, wenn der Mann zufällig nach Westen schaute, und das auf wiederholbare Weise. Jeder andere hätte das als Zufälligkeit abgetan, aber Abrams verfolgte die Spur weiter. Er stellte im Rahmen seiner Untersuchungen weiterhin fest, dass der Klopfton bei Krebskranken charakteristischerweise anders war als bei Kranken mit Syphilis oder Tuberkulose.

Abrams konnte bald Menschen mit den betreffenden Krankheiten nur durch das Beklopfen unterscheiden. In einem nächsten Schritt fand er heraus, dass Gewebeproben der betreffenden Krankheiten, die ein Gesunder in der Hand hielt, die gleichen typischen Klopftöne wie bei einem echten Kranken hervorriefen. Schließlich experimentierte Abrams weiter und fand heraus, dass verschiedene elektrische Widerstände im Kontakt mit dem Patienten ebenfalls die Klopftöne änderten, so dass sie bestimmten Krankheiten ähnelten. Von da war es nur ein kurzer Schritt zu einer Apparatur, der ersten radionischen Maschine namens „Abrams-Box“, mit denen man laut Abrams Krankheiten erkennen und durch Verstellen der Schalter gesunde Schwingungen erzeugen konnte.

Die Radionik – der Name rührt daher, weil einem Radio ähnelnde Apparaturen mit Drehknöpfen benutzt wurden – wurde in England durch Bruce Copen und David Tansley weiterentwickelt. Die Radionik spielt heute vor allem im Bereich computergestützter Diagnose- und Therapieverfahren eine Rolle. Ich selbst sehe in diesen Verfahren eigentlich nur technische Hilfsmittel für begabte Diagnostiker und Heiler, die dadurch ihre intuitiven Fähigkeiten verstärken. Ich vermute, dass Phänomene wie das Beklopfen dadurch unterschiedliche Effekte bringen, weil Albert Abrams eigenes Energiefeld auf den unterschiedlichen Magnetismus der Erdpole reagierte. Dadurch hat sich seine Muskelspannung unbewusst verändert, wodurch er dann unterschiedlich stark klopfte. Diese subtile Veränderung, die vermutlich das Kern-Phänomen aller Energieteste darstellt, hielt Abrams fälschlicherweise für ein objektives Phänomen. Da alle solche Verfahren, wie etwa Kinesiologie, Pendeln, Wünschelruten-Gehen usw., durch unbewusste Muskelspannungs-Änderungen zustande kommen, ist das Wirkprinzip ähnlich – man kann es nicht an Apparate delegieren, sondern es handelt sich um subjektive Testverfahren.

Sind Energietests zuverlässig?

Als Energietests bezeichnet man alle Methoden, die mit Pendel, Wünschelrute (siehe Abbildung 2), Kinesiologie, Pulsdiagnose nach Nogier, Elektroakupunktur und ähnlichen Verfahren arbeiten. Der Energietester hat bei einer Untersuchung auf einmal den Eindruck, einen Unterschied zu testen – sei es, dass seine Wünschelrute ausschlägt, sein Pendel anders dreht oder der Messgriffel bei der Akupunktur-Testung einen ande-

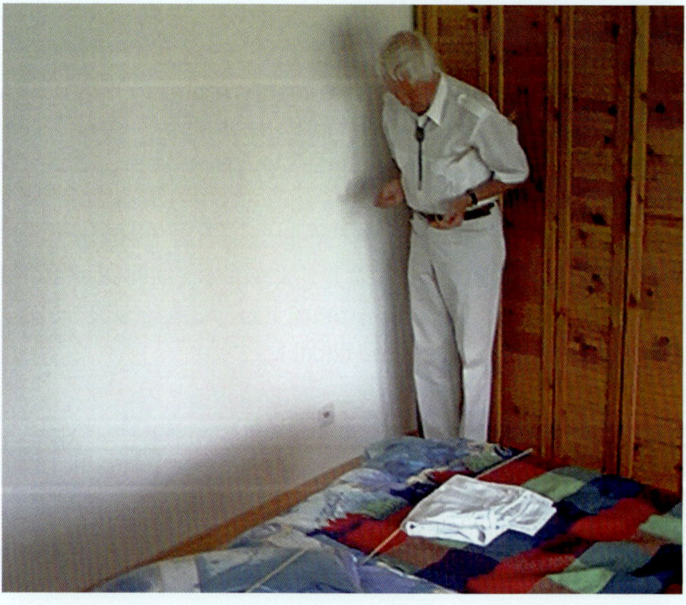

Abbildung 2: Der Rutengänger Dipl. Ing. Hans Zürn bei einer Bettplatz-Untersuchung mit der Wünschelrute – gestörte Zonen sind von ihm mit Zollstöcken markiert.

ren Wert anzeigt. Seine Muskeln reagieren dann anders und er bekommt eine positive Testreaktion.

Kritiker sehen in dem Phänomen ausschließlich eine Scheinbewegung (sogenannter „ideomotorische Effekt"), indem der Energietester unbewusst auf eine vorgestellte Bewegung reagieren soll. Hinzu kommt von Seiten der Kritiker als Kernpunkt ihrer Argumentation, dass die größte Zahl aller wissenschaftlichen Untersuchungen zu dem Thema ergebnislos ausgefallen ist. Die Resultate bewegen sich meist im schwach signifikanten Bereich oder sogar in der Höhe einer bloßen Ratewahrscheinlichkeit.

Die Schlussfolgerung der Wissenschaftler lautet, dass man genausogut würfeln kann. Der Energietester steht als eingebildeter Blender da, der seine Mitmenschen wissentlich oder unwissentlich an der Nase herumführt. Studien mit solch vernichtenden Ergebnissen findet man Online bei Wikipedia nach Eingaben der Suchworte „Radiästhesie" oder „Kinesiologie". Dort werden sie von eingefleischten Skeptikern, die sich dort bevorzugt literarisch betätigen, in den wissenschaftlichen Referenzen als Beweis dafür angeführt, dass es sich bei Energietests um bloße Scharlatanerie handelt.

Zahlreiche Erfahrungen zeigen, dass Energietests überraschenderweise wieder funktionieren, sobald der skeptische Wissenschaftler von der Bildfläche verschwunden ist. Am Vortag erzielt ein Rutengänger in einer wissenschaftlichen Studie nur Zufallsresultate, um am Folgetag in entspannter Atmosphäre präzise Ortsangaben bei Bettplatzuntersuchungen zu machen. Beispielsweise kann er ohne jedes Vorwissen über die Krankheit eines Patienten die geopathische Maximalzone bestimmen, die genau mit dem Sitz des Primärtumors bei einer Krebserkrankung übereinstimmt (6). Man kann daraus folgern, dass Energietests ein vertrauensvolles Umfeld voraussetzen. Verhält man sich gegenüber Energietestern wohlwollend und positiv, zeigen sich gute Übereinstimmungen zwischen verschiedenen Rutengängern. Das gilt ganz allgemein für alle Energietests, die gut funktionieren, wenn sie in einem wohlwollenden Umfeld und ganz entspannt durchgeführt werden.

Elektroakupunktur nach Voll – den verborgenen Geheimnissen des kranken Organismus energetisch auf die Spur kommen

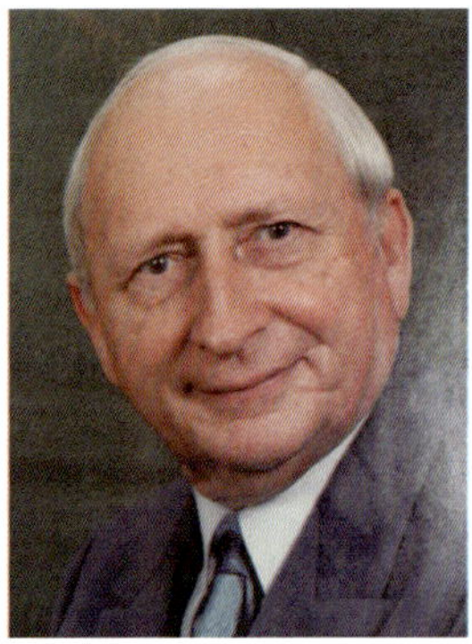

Abbildung 3:
Dr. med. Reinhard Voll

Während meiner zweijährigen Ausbildung zum Heilpraktiker faszinierte mich besonders die Elektroakupunktur. Dem Internisten Dr. med. Reinhard Voll war es in den 50er Jahren gelungen, in Zusammenarbeit mit dem Stuttgarter Ingenieur Fritz Werner ein neuartiges Testgerät zu bauen. Mit einer kugelschreiberartigen Spitze konnte Voll den kapazitativen Widerstand an Akupunkturpunkten testen. Bei Kranken war er deutlich anders als bei Gesunden. Jedem Akupunkturmeridian und jedem Akupunkturpunkt konnte er bestimmte Organe und Krankheiten bzw. Funktionskreise zuordnen. Ein gestörter Messwert erlaubte dann diagnostische Rückschlüsse und bei therapeutischen Maßnahmen eine Kontrolle des Heilverlaufs.

Dr. Voll konnte bald jeden Akupunkturpunkt einem bestimmten Organ zuordnen. Hatte er beispielsweise einen Patienten mit einer Erkrankung der Herzkranzarterien vor sich, so konnte er an der Veränderung des Messwertes eines bestimmten Akupunkturpunktes – des Punktes Nummer sechs – des Herzkreislauf-Meridians ablesen, wie der Zustand der Herzkranzarterien gerade bei dem Patienten war. Das galt auch für praktisch alle anderen Krankheiten und Organe, so dass man den Organismus mit diesem genialen System regelrecht „durchleuchten" konnte, und das mit relativ wenig Aufwand. Wie mir erfahrene Elektroakupunkteure bestätigt haben, hat das Testergebnis dabei praktisch immer mit den objektiven Befunden übereingestimmt, etwa bei Gewebeproben. Weil die Elektroakupunktur sehr schwierig anzuwenden ist, kam es bald zu Vereinfachungen, vor allem in Form der Bioelektronischen Funktionsdiagnostik (BFD) und der Vegatest-Methode, die ich beide viele Jahre angewandt habe.

Bei der täglichen Arbeit als Elektroakupunkteur, der umständlich mit tausenden von Ampullen hantierte, entdeckte der Arzt Dr. Morell, dass ein Sender und Empfangsgerät, gebaut vom Radio- und Fernsehtechniker Rasche, die Impulse ebenfalls übertragen können. Später entdeckte dieses Team, das sein Verfahren nach den Anfangsbuchstaben ihrer Familiennamen „Mora" nannte, dass bestimmte Substanzen frequenzmäßig umgepolt werden können und dadurch etwa bei Allergien eine Heilwirkung haben, die homöopathischen Mitteln ähnelt. Das Verfahren ist mittlerweile auch als Bioresonanz international bekannt und wird in vielen Praxen erfolgreich eingesetzt.

Die zufällige Entdeckung des Medikamententests

Durch Zufall entdeckte Dr. Voll den **„Medikamententest"**. Ein herzkranker Patient zeigte wider Erwarten normale Werte am Akupunkturpunkt des Herzmeridians, obwohl er nach seinen Angaben häufig unter Herzschmerzen litt. Nach einer rätselhaften Suche nach etwaigen Ursachen einer Fehldiagnose zog der Patient seine Herzmedikamente aus der Brusttasche mit der Frage, ob das etwas an den Änderungen der Werte zu tun haben könnte? Dr. Voll fand anschließend genau die schlechten Werte, die er erwartet hatte. Sobald der Patient seine Herzmedikamente jedoch wieder bei sich trug, waren die Werte erneut scheinbar normal – Dr. Voll prüfte das Phänomen anschließend auch an anderen Patienten. Er stellte sehr bald fest, dass am Körper getragene Medikamente energetisch wirken und eine Heilung vortäuschen können. Man kann dieses Phänomen in der Psychosomatischen Energetik nutzen, um die voraussichtliche Heilwirkung eines Medikamentes abschätzen zu können. Der Medikamententest funktioniert in der Regel sehr zuverlässig und auch bei chemischen Medikamenten, nicht nur bei homöopathischen oder pflanzlichen.

An dieser Stelle fragt man sich natürlich, auf welchen Prinzipien der Medikamententest beruht. Medikamente haben nicht nur eine stoffliche Wirkung, die durch ihre chemischen Bestandteile hervorgerufen wird, sondern besitzen daneben auch Heilschwingungen. Sensible Menschen berichten öfter, dass sie sich gleich besser fühlen, wenn man ihnen ein Heilmittel in ihr Energiefeld hält. Mit dem Medikamententest können wir solche Effekte bei allen Menschen nachweisen, auch bei denjenigen, die nichts davon spüren. Wirksame Heilmittel, wie etwa Insulin bei einem Diabetiker, testen positiv, das heißt, die Heilwirkung geht mit der energetischen Wirkung konform. Wenn man gut testen kann, findet man aus diesem Grund sehr oft genau dasjenige Medikament, das notwendig und hilfreich ist.

Wir können außerdem aus dem Phänomen des Medikamententests erkennen, dass gut passende Medikamente negative Schwingungen neutralisieren und damit das Energiefeld harmonisieren. Je harmonischer das Energiefeld, um so gesünder ist ein Mensch und um so wohler fühlt er sich. Homöopathische Medikamente unterscheiden sich dabei von chemischen allein dadurch, dass sie praktisch kaum materielle Stoffe in sich tragen. Sie besitzen aber starke Heilschwingungen, die durch die Potenzierung des homöopathischen Mittels entstanden sind. Diese sind für die Heilwirkung oft genauso wirksam wie die chemischen Bestandteile. Das ist eine erstaunliche Beobachtung und zeigt meines Erachtens, dass homöopathische und chemische Medikamente vom Wirkprinzip her gar nicht so weit auseinanderliegen.

Kritiker mögen natürlich einwenden, dass erfahrene Ärzte bei der Durchführung des Medikamententests dadurch beeinflusst werden, was sie aufgrund ihrer Erfahrung oder anderer Kanäle bereits längst gewusst haben. Man erlebt jedoch immer wieder, dass der Medikamententest überraschende Dinge zutage fördert, die man zu dem Zeitpunkt noch nicht gewusst hat.

Beispielsweise habe ich mit dem Medikamententest Kombinationen von Antibiotika getestet, die das Magenbakterium Helicobacter pylori besonders effektiv abtöten können. Das von mir getestete Schema wurde zu meiner Überraschung fünf Jahre später als französisches Schema international bekannt und damit zu einer Standardtherapie. Mein eigenes Schema hat dabei sicherlich nicht als Vorlage gedient, da ich es nur bei meinen Patienten angewandt habe. Wissenschaftler brauchten dazu mehr als fünf Jahre für eine Entdeckung, die mich fünf Minuten Zeit gekostet hatte.

Die subjektiv spürbaren Effekte bei gut testenden Medikamenten gehen häufig mit einer wohligen Entspannung einher. Objektiv erlebt man dazu bei vielen Menschen mit einiger zeitlicher Verzögerung – Heilung braucht eben seine Zeit – eine deutliche Heilwirkung. Krankheit geht mit einem Mangel an Lebenskraft und mit feinstofflicher Disharmonien einher, während heilsame Medikamente die Lebenskraft wieder harmonisch fließen lassen. Der energetische Effekt geht dabei den Krankheiten offenbar voraus, das heißt, man kann auf Dauer körperlich krank werden, wenn man energetisch in Disharmonie lebt, genauso wie man in vielen Fällen – unterstellt, die Selbstheilkräfte ermöglichen das – körperlich wieder gesund werden wird, wenn die Energie wieder harmonisch fließt. Der Medikamententest simuliert dabei das harmonische Fließen.

Wichtige Erkenntnisse, die wir der Elektroakupunktur verdanken

Dr. Voll war der erste Energiemediziner, der in den siebziger Jahren erstmals die wichtige Rolle von Umweltgiften, aber auch von lange bestehenden Entzündungen erkannte, die bei der Entstehung und der Chronifizierung von vielen chronischen Krankheiten beteiligt sind. Bald hatte Dr. Voll von allen wichtigen Krankheitserregern und Umweltgiften homöopathisierte Medikamente in seiner Praxis, die als „Nosoden" bezeichnet werden. Mit ihnen konnte er etwa an der Potenzhöhe herausfinden, in welcher Reihenfolge beispielsweise ein Mann im Gefangenenlager nach dem Zweiten Weltkrieg zuerst Cholera, dann Fleckfieber und schließlich Tuberkulose durchgemacht hat. Mehrere Patienten, die früher bei Dr. Voll und nach seinem Tod bei mir in Behandlung gewesen sind, haben mir solche korrekten Mitteilungen unabhängig voneinander bestätigt.

Dr. Voll war einer der ersten Ärzte nach dem Zweiten Weltkrieg, der auf die wichtige krankheitsauslösende Wirkung von Umweltgiften hingewiesen hat. Dabei kam es natürlich auch zu Fehleinschätzungen und Übertreibungen, etwa bei der Zahnfüllung mit Amalgam, wo viele Menschen von Amalgam saniert wurden, die das vermutlich gar nicht brauchten. Andererseits muss man natürlich auch sagen, dass sich viele schwache Gifte wie Amalgam in ihrer Wirkung summieren können, so dass manchmal ein relativ schwaches Gift den Körper zusammenbrechen lässt, weil das „Fass übergelaufen" ist.

Chronische Entzündung etwa von unvollständig wurzelbehandelten Zähnen oder in der Tiefe vereiterten Mandeln können ebenfalls schwere Krankheiten zur Folge haben. So konnte der bekannte naturheilkundliche Krebsarzt Dr. Josef Issels bei Patientinnen mit Brustkrebs mehrfach eine starke Abheilung ihrer Krebskrankheit erleben, wenn man solche Krankheitsherde entfernt hatte (4).

In der modernen Medizin wissen wir heute, dass chronische Entzündungen bei vielen Krankheiten wie Krebs oder Erkrankungen der Herzkranzgefäße, zwei der häufigsten Todesursachen in der westlichen Welt, eine Schlüsselrolle spielen. Bis heute weiß man in der Schulmedizin nicht genau, woher die Entzündungen herrühren. Nach meinen Erfahrungen handelt es sich um die Summation verschiedenster Belastungen, wobei die Erkenntnisse von Dr. Voll sehr wichtig sind. Zusätzlich spielen unterschwellige nervöse Spannungen in Form unbewusster seelischer Konflikte, eine schlechte Zusammensetzung der Darmflora mit vielen Gift produzierenden Bakterien, ein ungesunder Schlaf etwa durch Erdstrahlen, Elektrosmog, Lärm und dergleichen mit die wichtigste Rolle. Alle diese Belastungen kann man mit geeigneten Methoden aufspüren und weitgehend abstellen, so dass man langfristig ein wesentlich gesünderes und unbelastetes Leben führen kann, mit einem wesentlich reduzierten Risiko, chronisch krank zu werden und frühzeitig zu sterben. Konkrete Hilfestellungen gebe ich dazu in späteren Kapiteln.

Wie Homöopathie wirkt

Heilsame Medikamente haben bereits durch ihre Schwingungen einen wohltuenden Effekt, wenn man sie ins Energiefeld einer Person legt. Man kann das durch die Verbesserung der Energiewerte nachweisen, indem man sie vorher und nachher misst. Verbessern sie sich deutlich, handelt es sich um besonders heilsame Medikamente. Dabei taucht natürlich gleich die Frage auf, wie lange der Effekt anhält und ob es nicht völlig ausreicht, Medikamente einfach nur ins Energiefeld zu legen, statt sie einzunehmen. Die Testung des Energiefelds über mehrere Stunden hat jedoch gezeigt, dass der Effekt mit der Zeit deutlich nachlässt und nach einigen Stunden praktisch nicht mehr nachweisbar ist. Man muss deshalb Medikamente substantiell einnehmen. Die bloße Zufuhr von Schwingungen reicht erfahrungsgemäß nicht aus bzw. ist deutlich wirksamer, wenn reale Medikamente genommen werden.

An dieser Stelle möchte ich kurz erklären, wie homöopathische Mittel hergestellt und wie sie vom Therapeuten ausgewählt werden. Homöopathische Mittel werden im Produktionsprozess immer wieder stark verdünnt und dabei mehrfach kräftig geschüttelt – man spricht von Potenzierung. Je öfter das in bestimmten Verdünnungsschritten geschieht, um so stärker wirksam sind die homöopathischen Mittel. Man unterscheidet Verdünnungen

- von 1:10 (Dezimalpotenzen), also einem Teil der Ausgangssubstanz und der zehnfachen Verdünnungslösung beispielsweise von 30 % Alkohol,
- von 1:100 (Centisimalpotenz) sowie
- 1:50.000 (LM-Potenz).

Nach den bisherigen Forschungen kann man vermuten, dass homöopathische Mittel die Informationen der Ausgangssubstanz in verstärkter Form in sich tragen. Homöopathische Mittel transportieren diese Information über sehr lange Zeiträume und verderben deshalb nicht. Ein Verfallsdatum an homöopathischen Mitteln ist daher eigentlich unnötig und die Mittel nach dem derzeitigen Kenntnisstand sind sehr lange wirksam, wahrscheinlich viele Jahrzehnte und eventuell sogar Jahrhunderte. So waren homöopathische Mittel aus der Zeit des Entdeckers der Homöopathie, Samuel Hahnemann, der vor über 200 Jahren gelebt hat, bei einer Prüfung immer noch vollständig wirksam.

Homöopathische Mittel enthalten entgegen dem allgemeinen Glauben keine harmonischen und guten Schwingungen, sondern negative und disharmonische, die gesunde Menschen krank machen können. Gibt man gesunden Menschen ein bestimmtes homöopathisches Mittel, entwickeln diese nach einiger Zeit Krankheitssymptome, die für das betreffende homöopathische Mittel typisch sind. Man spricht von „Arzneimittelbildern“ und sammelt diese in Repetitorien, das heißt in großvolumigen Büchern, in denen für jedes homöopathische Mittel die jeweiligen Symptome aufgelistet sind. Der Homöopath vergleicht die Symptome des Patienten anschließend mit denjenigen in diesen Repetitorien, und je besser sie übereinstimmen, umso größer ist die Heilwirkung.

Wenn nun ein gesunder Mensch längere Zeit homöopathische Mittel einnimmt, kann er mit der Zeit Symptome entwickeln, die für das betreffende Mittel typisch sind. Das ist nicht bei jedem Menschen der Fall, aber nach meiner ärztlichen Erfahrung doch bei relativ vielen. Es ist deshalb auf keinen Fall empfehlenswert, ohne einen entsprechenden Medikamententest oder die Konsultation eines erfahrenen Homöopathen homöopathische Mittel längerer Zeit einzunehmen, weil man dann künstlich krank werden kann. Homöopathische Mittel enthalten Krankheits-Schwingungen, die mit denen des Kranken in Resonanz treten und sich dadurch mit der Zeit gegenseitig auslöschen. Fehlen aber die Krankheitsschwingungen und man ist gesund, kann man durch die disharmonischen Schwingungen des homöopathischen Mittels mit der Zeit krank werden.

Was ist besser – homöopathische Einzelmittel oder Komplexmittel?

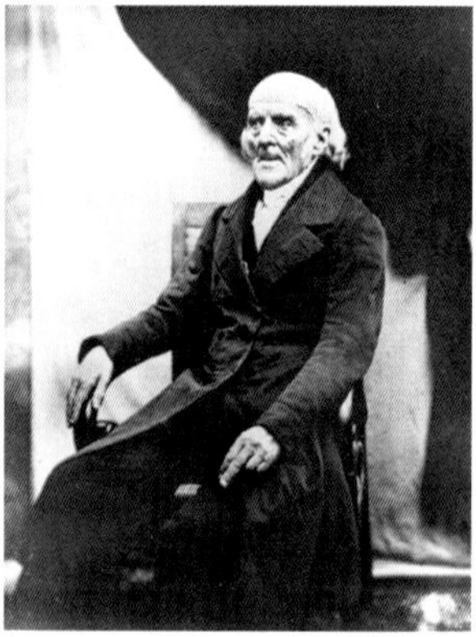

Abbildung 4: Samuel Hahnemann mit 86 Jahren in Paris, seinem letzten Wohnort.

Der Entdecker der Homöopathie, der deutsche Arzt und Apotheker Samuel Hahnemann (siehe Abbildung 4), hat praktisch ausschließlich homöopathische Einzelmittel angewandt, und das oft nur mit einer einzigen Gabe einiger weniger Kügelchen oder Tropfen eines bestimmten homöopathischen Mittels. Man wartet dann so lange ab, bis die Heilwirkung abklingt, und gibt dann eine weitere Dosis (1). Die nach seinen Regeln arbeitenden Ärzte werden „klassische Homöopathen" genannt. Da klassische Homöopathen mit sehr geringen Dosen auskommen, kann ein Apotheker mit ihnen normalerweise wenig Geld verdienen. Aus der Perspektive des Patienten sind die Medikamente extrem preiswert, verglichen mit praktisch allen anderen

Medikamenten, wie etwa chemischen. Gerade in der Dritten Welt spielt der Medikamentenpreis eine große Rolle, weil die meisten Menschen zu arm sind, um sich teure Medikamente zu leisten. Aus diesem Grund versteht man, warum die Homöopathie in Indien besonders verbreitet ist. Schätzungsweise eine viertel Million an registrierten Homöopathen sind auf diesem Subkontinent therapeutisch aktiv (2).

Klassische Homöopathen benutzen ausschließlich Einzelmittel und lehnen Mischungen verschiedener homöopathischer Medikamente ab. Damit haben sie aus ihrer Perspektive völlig recht, denn gut gewählte Einzelmittel können starke Heilwirkungen erzielen, die mit komplexhomöopathischen Präparaten nie erreicht werden können. Damit die Einzelmittel gut wirken, müssen sie aber genau passen – das herauszufinden ist jedoch eine große Kunst und benötigt viel Zeit und Erfahrung. Komplexmittel haben dagegen eine breite Wirkung, die sich nach Krankheiten und Allgemeinsymptomen richtet, bei denen die zusammengemischten homöopathischen Einzelmittel quasi wie ein Schrotschuss wirken. In jeder Apotheke und in gut sortierten Drogerien sowie Naturheilläden findet man solche homöopathischen Komplexmittel für viele alltägliche Beschwerden, seien es grippale Infekte, Zahnungsbeschwerden bei Kindern oder nervöser Unruhe. Man kann sie daher problemlos als Laie ausprobieren und geht wegen der sehr geringen Rate an Nebenwirkungen homöopathischer Medikamente praktisch kein Risiko ein. Man sollte sie allerdings nicht wochenlang einnehmen, um, wie bereits erwähnt, keine homöopathischen Arzneimittelbilder zu provozieren.

Alles nur Placebo?

In der Auseinandersetzung zwischen Schulmedizin und Komplementärmedizin wird häufig mit dem Placebo-Begriff argumentiert. Der Naturheilkundler würde dem Patienten mehr Zeit widmen und sehr persönlich auf ihn eingehen, was eine starke subjektive Heilserwartung beim Patienten schüren soll. Dadurch soll es zu starken Placebo-Wirkungen kommen, während die Heilmittel der Naturheilkunde nach Ansicht der Kritiker eigentlich wirkungslos sind.

Homöopathie gilt heute vor allem deshalb als umstritten, weil sie schlicht noch nicht genügend erforscht ist. Da man sie an den Universitäten von vornherein für „Unsinn" hält, weil physikalisch „nichts drin ist", wird sie erst gar nicht der Erforschung für würdig gehalten. Gute klinische Studien kosten über zwei Millionen Euro und mehr, was das begrenzte Budget vieler Naturheilfirmen sprengt. Außerdem zeigen neueste Untersuchungen, dass es eine Tendenz („Bias") zu Resultaten gibt, die der Studienleiter erwartet. Skeptiker „beweisen" daher mit ihren Studien bloß ihre Annahme, dass sowieso alles „Vodoo" sei. Doch trotz aller Widerstände existiert bereits eine ernstzunehmende Homöopathie-Forschung, die erfolgreich verlaufende klinische Studien und sogar positive Metastudien vorweisen kann. Allerdings noch nicht in genügender Zahl, was angesichts der dargestellten ungünstigen Umständen um so mehr erstaunt.

Meist wird die Heilkraft von Placebos größer eingeschätzt, als sie das tatsächlich sind. Untersuchungen von Peter C. Gøtzsche und seinem Team fanden in einer großen Meta-Studie zur Placebo-Gabe heraus, dass sie kaum wirken. Gøtzsche schreibt: „*In den Fällen, in denen die klinischen Resultate der Placebos auf einer binären Skala gemessen worden waren – wie beispielsweise nach dem Grundsatz Besserung / keine Besserung – konnten wir keinerlei Placebo-Effekte feststellen. Aus diesem Grunde widerlegt unsere Untersuchung die Behauptung, die alleinige Verabreichung von Placebos an Patienten könne starke klinische Wirkungen zur Folge haben.*" (12) Meine eigenen ärztlichen Erfahrungen entsprechen dem aufgeführten Studienergebnis voll und ganz. In den seltenen Fällen, wo ich tatsächlich nur Placebos verordnet habe, war absolut nichts passiert. Das ist bei Homöopathie jedoch völlig anders, mit denen ich in eigenen Studien positive Therapieeffekte von über 80 % erzielen konnte. Ein solches Ergebnis spricht eindeutig gegen eine bloße Placebo-Wirkung, die nach dem akademischen Glauben unter 40 % oder gemäß Gøtzsche sogar bei nahezu null liegt.

Meine vierzigjährige Erfahrung auf dem Gebiet der Medizin, zuerst als Heilpraktiker und dann als Allgemeinarzt, hat mir gezeigt, dass Schulmedizin und Naturheilkunde keine Gegner sind, sondern sich ergänzen. Die Schulmedizin kann jedoch bei den gängigen allgemeinmedizinischen Problemen wie Schlafstörungen, Schwindel, Schmerzen und dergleichen nur zu einem kleinen Teil echte Hilfe leisten. Es verwundert daher nicht, dass ein Großteil der niedergelassenen Allgemeinmediziner alternativmedizinische und naturheilkundliche Verfahren anbieten. Sie tun das, weil solche Verfahren eine wertvolle und unverzichtbare Ergänzung darstellen und weil sie echte Heileffekte hervorrufen, die über eine Scheinbehandlung durch Placebos weit hinausgehen.

Bachblüten – sich mit hohen Schwingungen harmonisieren

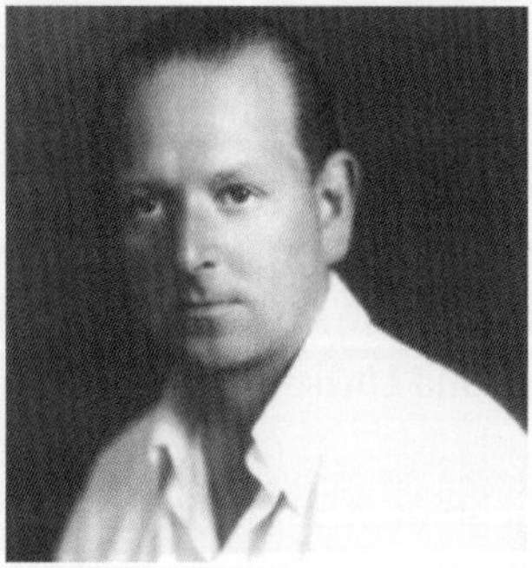

Abbildung 5: Dr. med. Edward Bach

Die Bach-Blüten gehen auf den homöopathischen Arzt Dr. Edward Bach (1886–1936) zurück. Bereits als junger Medizinstudent soll er durch geduldiges Zuhören begriffen haben, dass den meisten Kranken schwere Sorgen auf der Seele liegen. Keiner der Arztkollegen interessierte sich dafür, während der junge Student intuitiv spürte, dass seelisches Leid etwas Entscheidendes mit einer Krankheit zu tun hat. Später wurde es seine Lebensaufgabe, seelische Hintergründe von Krankheiten zu erkennen und durch feinstoffliche Heilmittel zu behandeln. Dr. Bach durchschaute, dass die meisten Menschen sich selbst krank machen, indem sie negative Emotionen in ihrem Unterbewusstsein mit sich herumtragen – seien das Ärger, Enttäuschungen, Wut oder Ängste. Aber wie konnte man diese negativen Emotionen energetisch auflösen?

Als hochsensitiver Mensch entdeckte Dr. Bach hoch schwingende Wildpflanzen. Er ließ eine bestimmte negative Emotion in sich aufsteigen, etwa das Gefühl von tiefer Hoffnungslosigkeit. Diesen unerfreulichen Gemütszustand konnte er durch Berühren einer bestimmten Wildpflanze namens Stechginster wieder harmonisieren. Auf diese Weise fand er 37 verschiedene Blüten sowie ein Heilmittel aus Quellwasser (Rock Water). Schwingungen der jeweiligen Pflanze dienten Bach dazu, einen bestimmten negativen Gemütszustand auszugleichen und zu heilen. Neben einer Kombination aus fünf Essenzen, die er als Notfalltropfen (Rescue Remedy) bezeichnete und die er für akute Krisen empfahl, hat er seine Medikamente sieben Gruppen gestörter Gemütszustände zugeordnet: Niedergeschlagenheit, Angst, fehlendes Interesse an der Gegenwart, Einsamkeit, übertriebene Sorge um andere, Überempfindlichkeit und Unsicherheit.

Bachblüten sollte man nach meiner langjährigen Erfahrung unbedingt austesten. In der Regel passt nur ein einziges Mittel, das man mit 5 Tropfen täglich in etwas Wasser verdünnt über mehrere Wochen einnimmt. Nach zwei bis drei Monaten spricht häufig eine neue Blüte an, manchmal braucht man aber auch lange Zeit keine neue Blüte. Die englischen Original-Bachblüten testen dabei am besten, während viele Nachahmer-Präparate das nicht oder nur sporadisch tun. Feinfühlige Patienten erleben den durch die kontinuierliche Bachblüten-Einnahme in Gang gesetzten Entwicklungsprozess als zunehmende seelisch-energetische Öffnung und Verfeinerung. Obwohl man durch die Bachblüten sensibler wird, steigt gleichzeitig die Widerstandskraft gegenüber Belastungen.

Einige meiner Patienten waren dank der langen Einnahme von Bachblüten derart an ihren guten Zustand gewöhnt, dass sie notfallmäßig um einen früheren Sprechstunden-Termin nachsuchten, wenn sie durch irgendeinen Stress doch wieder ins seelisch-energetische Ungleichgewicht kamen. Sie fühlten sich dann dermaßen unwohl, dass sie unbedingt wieder neue Bachblüten haben wollten, um sich wieder wohlzufühlen. Etwas Vergleichbares habe ich mittlerweile bei der Anwendung der Psychosomatischen Energetik gesehen – nur dass hier die Effekte noch anhaltender, tiefgreifender und langfristig stabil sind.

Die Bachblüten wende ich nur noch selten an, wobei der große Vorteil bei ihnen ist, dass sie schnell wirken und praktisch ohne Nebenwirkungen sind. Der große Nachteil bei ihrer Anwendung ist, dass sie erfahrungsgemäß nur bei jedem dritten Patienten wirklich wirken. Wegen dieser großen therapeutischen Lücke war ich auf der Suche nach hochwirksamen Komplexmitteln, die im Gebiet des Seelischen besser und tiefer helfen konnten als die Bach-Blüten.

Die Entdeckung der Psychosomatischen Energetik – das Unbewusste bewusstmachen

Bei meiner Suche nach breit wirkenden seelischen Heilmitteln stieß ich bald an die Grenzen der üblichen Homöopathie. Ich testete mittels Elektroakupunktur zahlreiche homöopathische Einzelmittel aus und prüfte, welche bei bestimmten Patienten besonders gut ansprachen. Anschließend verglich ich die seelischen Symptome des Mittels mit den Symptomen, die für das jeweilige Mittel in den homöopathischen Repetitorien angegeben war. Überraschenderweise wollte die Gegenüberstellung zunächst keinen Sinn ergeben. Die ausgetesteten Mittel passten überhaupt nicht zum Erscheinungsbild des jeweiligen Patienten. Ein sanft wirkender Mensch sprach auf ein homöopathisches Mittel mit einem ausgesprochenen Wut-Thema an, nämlich auf die giftige Vogelspinne Tarantula. Wie konnte ein solches Mittel zu ihm passen?

Der Patient gestand mir, sich niemals in irgendeiner Form aggressiv zu verhalten. Stattdessen sei er zu anpassungsbereit, was ihn im Alltag stark behindere. Oft mache es ihn im Nachhinein wütend, wenn Mitmenschen seine Nachgiebigkeit ausnutzen. Immer wieder nehme er sich vor, endlich mal auf den Tisch zu hauen und offen seine Meinung zu sagen, realisiere es aber dann doch nicht und ärgere sich dabei fürchterlich über sich selbst. Zu meiner Verblüffung gestand er mir zuletzt, dass unterdrückte Aggression eigentlich sein emotionales Hauptproblem sei, aber eben sehr gut versteckt. Er gestand mir, dass er oft stundenlang über Racheplänen brüte, sie aber schließlich doch verwerfe.

Bei einem anderen Patienten, der äußerlich ruhig und gelassen wirkte, fand sich ein homöopathisches „Unruhe"-Mittel. Das ergab zunächst ebenfalls keinen Sinn. Beim Nachfragen überraschte mich dieser Patient mit der Aussage, er würde ständig eine große innere Unruhe spüren, diese aber ständig unterdrücken und sie zu überspielen versuchen, indem er äußerlich besonders ruhig wirkt. Eine genaue Analyse zeigte darüber hinaus, dass der Patient seine seelischen Probleme durch einen zu hektischen Lebensstil ständig verstärkte. Sein Verhalten trug also – wie beim Wut-Patienten – widersinnigerweise dazu bei, das eigentliche Seelenproblem noch zu fördern.

Weitere Nachforschungen erbrachten bald die Gewissheit, dass die Hochpotenzen das entscheidende seelische Problem des jeweiligen Patienten zutreffend wiedergegeben hatten. Dabei passten das Innere und das Äußere nicht zusammen. In der Psychologie spricht man vom „Schatten", indem das Unbewusste in solchen Fällen das Gegenteil dessen enthält, was der oberflächliche Eindruck vortäuscht. Man versteht vor diesem Hintergrund auch das zunächst merkwürdig erscheinende Phänomen, dass die homöopathischen Bestandteile der Komplexmittel der Psychosomatischen Energetik durch die übliche homöopathische Fragetechnik nicht ans Tageslicht befördert werden können. Der Patient kann durch die Befragung des Homöopathen begreiflicherweise nur solche Symptome angeben, denen er sich bewusst ist.

Wann sollte ich mich als Patient besser mit Schulmedizin, wann mit klassischer Homöopathie oder Psychosomatischer Energetik behandeln lassen?

Während sich der normale schulmedizinisch tätige Arzt an einer Krankheitsdiagnose orientiert, um zu wissen, was er tun muss, ist das beim Homöopathen völlig anders. Er vergleicht ein Potpourri von abgefragten Symptomen des Patienten mit homöopathischen Repetitorien. In diesen dickleibigen Büchern sind die Symptome aller homöopathischen Mittel aufgelistet, und je genauer die Beschwerden des Patienten mit denen des Repetitoriums übereinstimmen, umso besser sind erfahrungsgemäß die Heilerfolge. Während der Schulmediziner sich weniger um die Symptome und mehr um objektive Befunde kümmert, ist das beim klassischen Homöopathen völlig umgekehrt. Ihn interessiert beispielsweise weniger die Migräne als objektive Diagnose als die subjektiven Beschwerden, über die der jeweilige Migräne-Patient klagt.

Schon diese Schilderung der völlig unterschiedlichen Vorgehensweisen wird jedem Leser klarmachen, dass er mit eindeutigen, vor allem akuten Krankheitsdiagnosen besser zu einem schulmedizinischen Arzt geht. Wenn jemand beispielsweise an den Symptomen einer akuten Blinddarmentzündung oder einem Beinbruch leidet, ist es naheliegend, direkt in ein Krankenhaus zu gehen und sich operieren zu lassen. Grundsätzlich empfehle ich jedem Patienten darüber hinaus, sich vor der alternativmedizinischen Behandlung schulmedizinisch gründlich untersuchen und entsprechend behandeln zu lassen, und das schon allein deswegen, um nicht eindeutig erkennbare und einfach behandelbare Krankheiten zu übersehen.

Leidet jemand dagegen an lang anhaltenden (chronischen) und vor allem unklaren Beschwerden, die einer bestimmten Krankheit nicht klar zugeordnet werden können oder die schwer zu heilen sind, möchte man als Kranker häufig etwas Zusätzliches (= komplementär) zur konventionellen Medizin unternehmen. Das gilt auch für Gesunde, die vorbeugend etwas tun möchten. Hier schlägt die Stunde der Komplementärmedizin, sei das in Form von Akupunktur, Homöopathie oder ähnlichen Verfahren.

Will man komplementärmedizinische Verfahren anwenden lassen, verlässt man sich als Patient bekanntlich oft auf den Rat von Nachbarn oder Freunden. Man kann aber auch aktiv vorgehen und sich anhand der Eigenschaften bestimmter komplementärmedizinischer Verfahren selbst informieren, was am besten für einen geeignet sein wird. Energiemedizinische Verfahren sind beispielsweise für energetisch sensible Menschen oft sehr gut geeignet, die erfahrungsgemäß stärker darauf ansprechen. Woran erkennt man, dass man dazu gehört? Wer zum Beispiel ein gutes Gespür für Stimmungen zwischen Menschen hat, wenn er einen Raum betritt, oder wer die Effekte homöopathischer Mittel oder von Bachblüten deutlich an sich spürt, gehört zu den sensiblen Menschen.

Bei der Wahl der geeigneten Therapieform ist auch die therapeutische Zielrichtung eines Verfahrens wichtig. Die Psychosomatische Energetik sollte man dann vorziehen, wenn man den Verdacht hegt, dass unbewusste negative Gefühle bei der eigenen Krankheit eine wichtige Rolle spielen können. Dann fühlt man sich seelisch beispielsweise häufig unausgeglichen, erschöpft, ängstlich, frustriert, unwohl und reizbar. Die Psychosomatische Energetik wirkt dabei ganz anders als die Homöopathie. Weil die dabei ausgetesteten homöopathischen Komplexmittel allein auf die negative Energie der Konflikte wirken und dort vollständig absorbiert werden, erlebt man bei der Psychosomatischen Energetik keine Arzneimittelbilder, und das selbst bei monatelanger Einnahme der angewandten homöopathischen Hochpotenzen.

Hinzu kommt als weiterer Vorteil, der besonders bei chronischen und unklaren Krankheitsbildern in Erwägung gezogen werden sollte, dass die Psychosomatische Energetik versteckte Energieblockaden erkennen und beseitigen kann. Dazu rechne ich versteckte Entzündungsprozesse im Körper, wie Zahnherde oder eine Blockierung der nächtlichen Erholung durch Erdstrahlen. Die klassische Homöopathie hat dafür den Vorzug, für nahezu alle chronischen Krankheiten hilfreiche Mittel bereitzuhalten, die auf den ganzen Organismus wirken. Beide Verfahren haben daher unterschiedliche Ansatzpunkte, weshalb sich die Verfahren gegenseitig gut ergänzen.

Ein kurzer Steckbrief der Psychosomatischen Energetik

Die Psychosomatische Energetik (PSE: Psyche = Seele, Soma = Leib, Energetik = Energie) habe ich in den Jahren von 1995 bis 1997 entwickelt. Mittlerweile wird die PSE in über zwanzig Ländern weltweit angewandt und gilt als eines der führenden komplementärmedizinischen Verfahren. Man wendet die Methode vernünftigerweise ergänzend (komplementär) zur üblichen Schulmedizin und Psychologie an, wenn man als Kranker zusätzlich etwas unternehmen möchte. Wenn man beispielsweise den Eindruck hat, dass unerkannte Störquellen bei der Entstehung und der Aufrechterhaltung einer Krankheit eine Rolle spielen, kann die Psychosomatische Energetik oftmals weiterhelfen.

Die PSE geht von der Annahme aus, dass unbewusste seelische Traumata (Konflikte) viel Lebensenergie weggespeichert haben. Sie wirken daher als Energieräuber und sind der Grund dafür, dass man sich energiearm fühlt. Wer lange Zeit mit solch einem energiearmen Zustand lebt, gewöhnt sich jedoch daran und fühlt sich scheinbar „normal“. Solche Menschen merken dann erst durch eine Auflösung ihrer Energieblockaden, dass sie in Wahrheit viel mehr Energie zur Verfügung haben. Ziel der Therapie mit der Psychosomatischen Energetik ist es, die Energiewerte des Betroffenen wieder zu normalisieren. Zunächst werden die Energiewerte mithilfe eines speziellen Reba-Testgerätes ermittelt. Diese Werte ändern sich nur geringfügig, solange nicht die wirklich wichtigen Energieräuber, wie seelische Konflikte, aufgespürt und aufgelöst werden. Anschließend werden die Konflikte getestet, ihr Inhalt besprochen und danach mit homöopathischen Komplexen aufgelöst. Die ganze Therapie dauert meist mehrere Monate.

Mittlerweile liegen mehrere Praxisstudien mit über 1500 behandelten Patienten vor, bei denen nach 8–15-monatiger Therapie Heilerfolge von 80 bis 85 % erzielt wurden. Das betraf vor allem sonst schwer therapierbare Beschwerden und Krankheiten, wie etwa chronische Schmerzen, Erschöpfungszustände und unklare Befindensstörungen (sogenannte „somatoforme Störungen"). Die Methode kann aber auch vorbeugend bei Gesunden eingesetzt werden. Die österreichische Pädagogin Gerlinde Paukert, die gesunde Kinder und Jugendliche mit der PSE behandelte, kam zum Ergebnis, dass sie nach der Therapie ausgeglichener waren, besser lernten und einen besseren Zusammenhalt als soziale Gruppe hatten.

Die Lebensenergie testen

Das genügend starke, harmonische Fließen der Lebensenergie ist nach der Lehre des indischen Yoga sowie der chinesischen Akupunktur wesentlich für die Aufrechterhaltung der Gesundheit und für das allgemeine Wohlbefinden. In der Psychosomatischen Energetik können wir die Menge der Lebensenergie austesten. Diese Menge der Lebensenergie, die wir zur Verfügung haben, kann mit einer Batterie-Ladung verglichen werden. Haben wir viel Lebensenergie, sind wir gesund und fühlen uns wohl. Haben wir wenig Energie, fühlen wir uns unwohl und können auf Dauer krank werden. Die Energiewerte sind erstaunlicherweise relativ stabil und schwanken auch über längere Zeiträume nur wenig.

Zur Testung der Lebensenergie benutzen wir ein spezielles Testgerät, an das der Patient angeschlossen wird (siehe Abbildung 6). Je mehr Energie ein Patient hat, um so stärker kann er mit dem Testgerät belastet werden. Ein gesunder und energiegeladener Mensch lässt sich bis 100 % belasten, während ein energiearmer Mensch beispielsweise schon bei 20 % reagiert. Die Reaktion erkennt man als Tester daran, dass die parallel zusammengeführten Arme des Patienten an einem bestimmten Wert des Testgerätes deutlich voneinander abweichen – die Daumen des Patienten stehen dann nicht mehr parallel (siehe Abbildung 7). Es handelt sich in der Fachsprache der Komplementärmedizin um einen „kinesiologischen Armlängentest“, der ursprünglich vom Entdecker der Kinesiologie, dem amerikanischen Chiropraktiker George Goodheart, in den 60er Jahren entwickelt wurde.

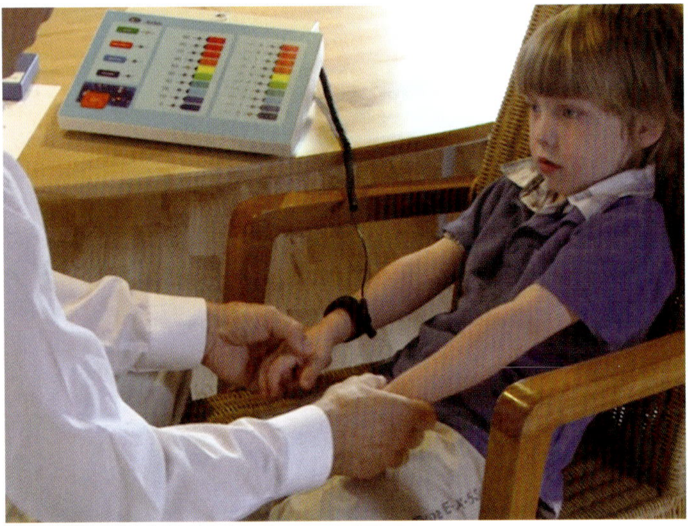

Abbildung 6: Testung eines Kindes mit der Psychosomatischen Energetik – im Hintergrund das Testgerät zur Testung der vier Energie-Ebenen.

Wie im indischen Yoga unterscheiden wir in der Psychosomatischen Energetik vier Energieebenen. Wir testen die allgemeine (vital), gefühlsmäßige (emotional), mentale (mental) und intuitive (kausal) Energie. Der Normwert liegt für alle Werte bis auf den Kausalwert bei 100 %, der Kausalwert selbst hat einen Normwert von 40 – 50 %. Kranke und sich unwohl fühlende Menschen haben durchweg deutlich niedrigere Energiewerte von beispielsweise 20 – 40 % vital und emotional. Sobald sich ihre Energiewerte verbessern, fühlen sie sich auch wieder wohler und energiegeladener.

Kritiker können an der Stelle einwenden, dass der Therapeut durch die Befragung des Patienten bereits weiß, wie sich der Patient fühlt und eben ein entsprechendes Ergebnis erzielt. Da es sich bei allen Energietests zumindest ein wenig um subjektive Verfahren handelt, ist dieses Argument teilweise richtig, aber nach der Erfahrung vieler Therapeuten eben nur teilweise. Immer wieder hat man es mit Patienten zu tun, die wenig bis nichts über sich berichten können und deren Testergebnisse sich im Nachhinein als richtig herausstellen. Hinzu kommt, dass sich die Ergebnisse der Testungen mit dem Stadium von Krankheiten deckt, also mit objektiven Zuständen, ebenso wie sich die Testergebnisse erfahrener Therapeuten sehr oft gleichen, obwohl sie nichts von den Ergebnissen gewusst haben.

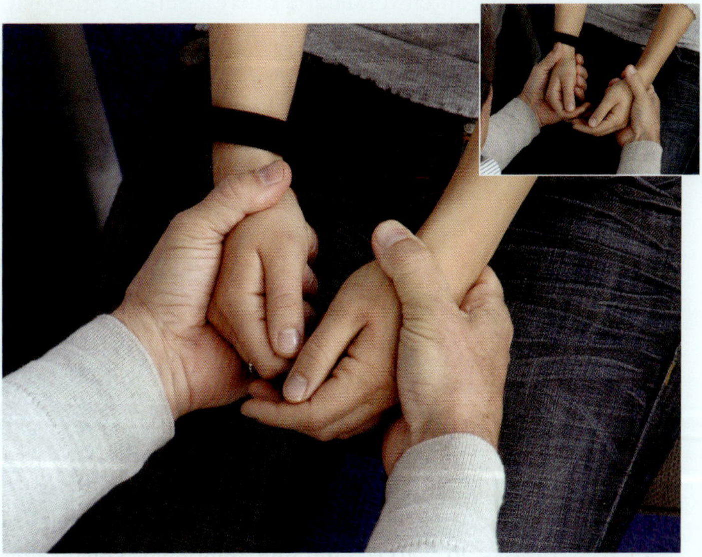

Abbildung 7: Positive Testreaktion bei der Psychosomatischen Energetik, erkennbar an der unterschiedlichen Stellung der Arme (vorher waren sie parallel, siehe gleiches Foto oben rechts)

Nach den Ursachen des Energiemangels forschen

In der Psychosomatischen Energetik sucht man nach den Ursachen von Energiemangel mit bestimmten homöopathischen Testampullen. Sie sprechen beim kinesiologischen Test an, sofern eine bestimmte Störung beim jeweiligen Patienten vorliegt. Bereits bei der Entdeckung des Medikamenten-Tests Mitte der 50er Jahre war dem Internisten Dr. Voll aufgefallen, dass sein Patient auf die Schwingungen eines bei sich getragenen Medikamentes durch veränderte Energiewerte reagiert hat, und das geschieht innerhalb von Sekunden. Bringt man nun ein

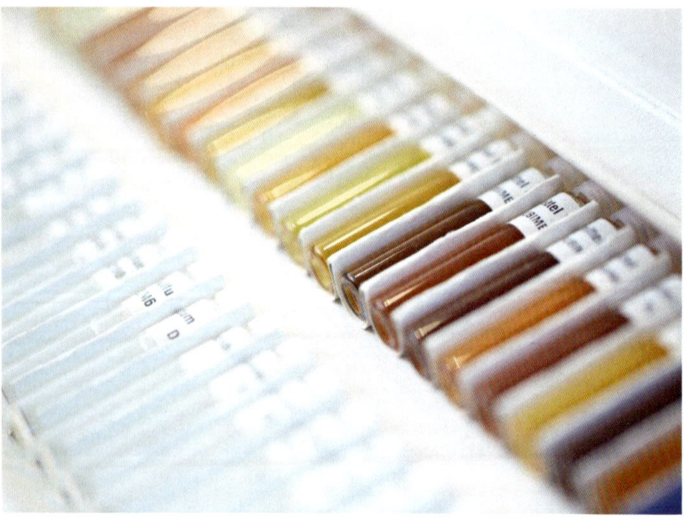

Abbildung 8: Testampullen

bestimmtes homöopathisches Mittel in die Nähe des Patienten, reagiert dieser, wenn er die betreffende Schwingung in gleicher oder ähnlicher Form bereits in sich trägt.

Man kann das Phänomen mit einem Allergiker vergleichen, der bereits auf geringste Allergiemengen reagiert, weil er auf bestimmte Stoffe übersensibel geworden ist. Genauso reagiert das feinstoffliche Energiefeld, nämlich höchst sensibel auf Schwingungen, die es bereits in sich trägt. Warum das so ist, wissen wir nicht. Möglicherweise handelt es sich um Resonanzphänomene, die mit feinstofflicher Erinnerung und einem dadurch verbesserten Wiedererkennen zu tun haben. Der Medikamententest ist erfahrungsgemäß eine große Hilfe in der täglichen naturheilkundlichen Praxis.

Es gibt Testampullen für unterschiedlichste Störungen, von Elektrosmog über Darmflorastörungen bis hin zu seelischen Störungen. Man kann dabei grundsätzlich diagnostische und therapeutische Testampullen unterscheiden (siehe Abbildung 8). Hat jemand beispielsweise eine bestimmte Infektionskrankheit, und man bringt Proben des Erregers in die Nähe des Kranken, wird dieser beim Energietest positiv reagieren. Bringt man anschließend ein Medikament in die Nähe des Kranken, das bei dieser Infektionskrankheit hilfreich ist – etwa ein Antibiotikum –, wird der Kranke ebenfalls beim Energietest positiv reagieren.

Man kann daher mit dem Medikamententest sowohl Krankheiten erkennen wie die passende Therapie heraussuchen. Selbstverständlich macht diese Vorgehensweise nur dann Sinn, wenn man Krankheiten auf konventionelle Weise nicht erkennen kann – etwa weil die Schulmedizin die betreffende Krankheits-Ursache noch nicht kennt. Das Gleiche gilt für Therapien, die man auch dann erst austesten sollte, wenn man auf konventionelle Weise nicht weiter weiß beziehungsweise die eingeschlagene Therapie nicht ausreichend wirkt. Warum sollte man so vorsichtig und behutsam vorgehen? Weil sämtliche Energieteste eine subjektive Komponente haben und daher störanfällig sind. Man sollte sie daher nur für solche Fälle reservieren, wo man auf konventionelle Weise nicht weiterkommt.

Seelische Konflikte erkennen

In der Psychosomatischen Energetik werden seelische Verletzungen der Vergangenheit als „Konflikt“ bezeichnet. Bei der Mehrzahl aller Menschen mit Energiemangel können unbewusste seelische Konflikte gefunden werden. Das gilt übrigens auch für Haus- und Nutztiere, die ebenfalls seelische Wunden erleiden können. Offenbar sind alle beseelten Lebewesen sehr empfindsam und reagieren auf seelisch verletzende Erlebnisse mit dauerhaften Erinnerungen, die dabei ins Unbewusste verdrängt werden. Der Organismus verdrängt vermutlich traumatische Ereignisse, um danach wieder möglichst normal weiterleben zu können.

Warum bilden wir überhaupt Konflikte? Sie entstehen nach der modernen Trauma-Forschung (5) durch Erlebnisse, die so bedrohlich wirken, dass sie seelisch kaum zu ertragen sind. Um emotional zu überleben, verbannt man das Thema instinktiv aus dem Bewusstsein und verdrängt es. Verdrängte Konflikte sind zwar anschließend nicht mehr bewusst und schmerzen nicht mehr, aber sie wirken unterschwellig trotzdem weiter. Sie manipulieren den Konfliktträger, sich auf eine selbstschädigende Weise so zu verhalten, dass der Konfliktinhalt immer wieder inszeniert wird, vergleichbar einer endlosen Wiederholungsschleife. Wie sich das konkret im Alltag eines Menschen auswirkt, werde ich später anhand einiger Beispiele aus der Praxis deutlich machen.

Der Konflikt hat neben der Verdrängung ins Unbewusste auch energetische Folgen. Da der Konflikt eine feinstoffliche Ladung besitzt, hängt der Konflikt anschließend wie ein Vampir am Energiekörper und lebt von dessen Lebenskraft (siehe Abbildung 9). Bei Energiemangel findet man aus diesem Grund Konflikte als eigentliche und wichtigste feinstoffliche Ursache. Natürlich können viele andere Ursachen ebenfalls Energie rauben, aber unbewusste Konflikte sind am bedeutsamsten. Den energetischen Vampirismus des Konflikts kann man bildhaft mit einer Computer-Festplatte vergleichen, bei der bestimmte Bereiche zwar zur Festplatte gehören, aber nicht mehr zugänglich sind. Logischerweise führt nach dieser Sichtweise auch erst die Konfliktauflösung zur dauerhaften Erholung, vergleichbar – um im Bild zu bleiben – auch erst die Formatierung der Festplatte das Problem behebt.

Im Laufe mehrerer Jahre fand ich 28 Konflikte, die sich seit nahezu 20 Jahren – seit die Psychosomatische Energetik praktisch angewandt wird – bei allen Krankheitsbildern und unterschiedlichsten Menschen als richtig und ausreichend erwiesen haben. Es handelt sich um urmenschliche Themen, die schon in der Bibel – für unsere Ohren heute stark dramatisiert – als die „sieben Todsünden" beschrieben worden sind. Das Böse im Menschen gab es und wird es wohl immer geben, weil Menschen einfach von Natur aus dazu neigen. Das bedeutet natürlich nicht Fatalismus, sondern Realismus, denn ganz ausrotten lässt sich das Böse wohl nicht, sondern vermutlich nur auf ein Minimum beschränken. Wenn man den Zustand der Sünde nach seinem theologischen Wortursprung untersucht, handelt es sich um eine Trennung von Gott als dem Symbol der Ganzheit. In feinstofflicher Hinsicht kann man darin seelische

Disharmonien erkennen, die uns aus unserer energetischen Mitte herausbringen. Wenn wir in Disharmonie sind, leben wir energetisch nicht mehr in Resonanz mit der feinstofflichen Ganzheit. Innerseelische Konflikte trennen uns deshalb von der übrigen Welt.

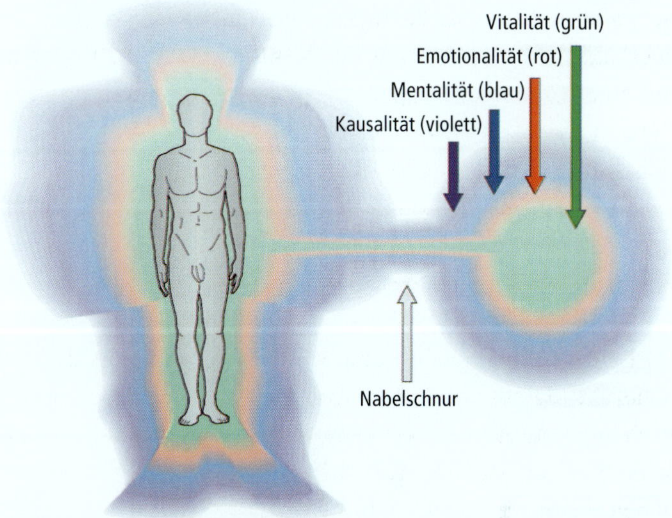

Abbildung 9: Energetischer Aufbau eines Konflikts – er ist mit einer Nabelschnur, durch die er vom Konfliktträger von dessen Energie mitversorgt wird, mit dem Konfliktträger verbunden.

Für jeden der 28 Konflikte gibt es ein bestimmtes homöopathisches Komplexmittel. In der Regel findet man bei der Untersuchung mit der Psychosomatischen Energetik immer nur einen Konflikt, selten zwei oder drei. Konflikte befinden sich dabei nicht wahllos irgendwo im Körper, sondern docken gemäß ihrem Inhalt an bestimmten Energiezentren an. Diese sieben

Psychosomatische Energetik

Emotionale Konflikte und zugehörige Energiezentren

nach Dr. med. Reimar Banis

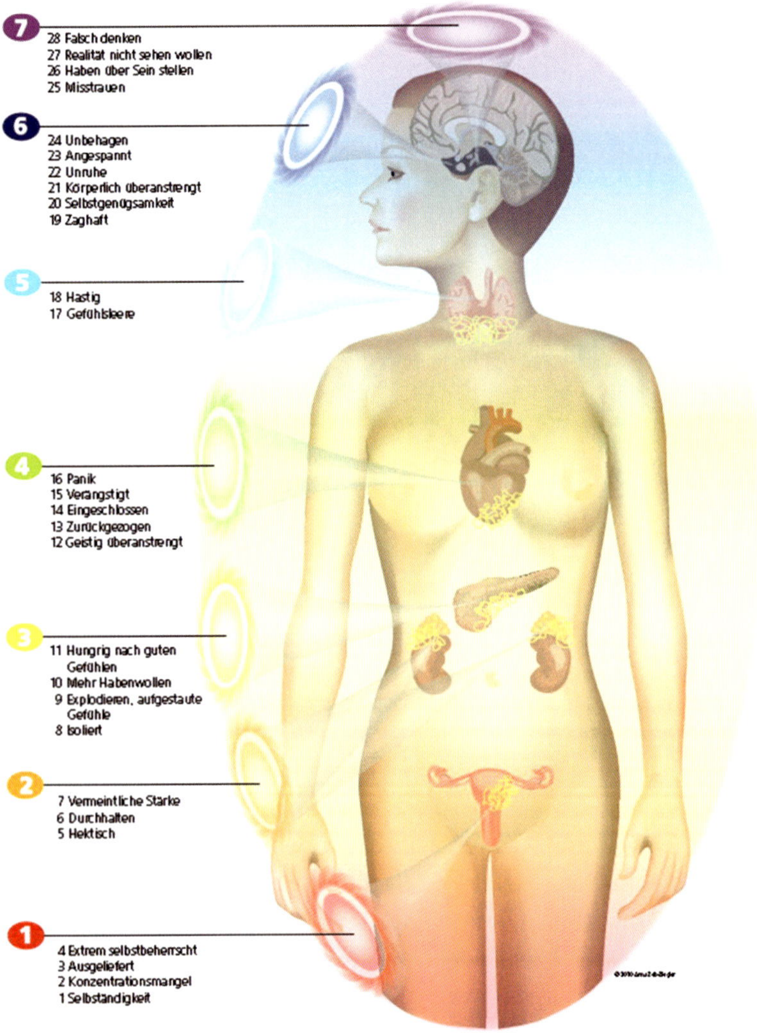

Abbildung 10: Sieben Energiezentren und zugehörige 28 seelischen Konflikte

Energiezentren sitzen vertikal der Wirbelsäule vom Becken bis zum Kopf und werden im indischen Yoga als Chakren bezeichnet (siehe Abbildung 10). So sitzt ein Konflikt mit dem Thema „Wut" etwa regelmäßig im Oberbauch, was sich mit der volkstümlichen Redensart von der „Wut im Bauch" deckt. Für jeden der 28 Konflikte ebenso wie für die zugehörigen sieben Energiezentren gibt es spezielle Testampullen, die der PSE-Therapeut der Reihe nach austestet. Er sieht dann, welches anspricht.

Die traumatischen Inhalte eines bestimmten Konflikts können unter einem Stichwort zusammengefasst werden. Der Inhalt hängt überwiegend von der Situation ab, in der der Konflikt entstanden ist. War man beispielsweise so wütend, dass der Organismus Gefahr lief, regelrecht zu explodieren, entstand dabei ein Wutkonflikt. War man hilflos und glaubte, vernichtet zu werden, entstand ein Konflikt mit dem Thema „hilflos, ängstlich".

Konflikte auflösen

Die 28 homöopathischen Komplexmittel der Psychosomatischen Energetik werden auch zur Therapie benutzt. Nimmt man das entsprechende Komplexmittel für einige Monate ein, kommt es zu einem kontinuierlichen Abschmelzen und Auflösen des jeweiligen Konflikts. Die Standarddosis für Erwachsene liegt bei zweimal täglich zwölf Tropfen. Die Dosis zu erhöhen ist nicht sinnvoll, weil der Heilungsprozess dadurch nicht beschleunigt wird – die Seele braucht einfach Zeit zum Nachreifen. Nimmt man weniger, ist das auch nicht gut, weil es den Heilungsprozess unnötig in die Länge zieht. Der durchschnittliche Konflikt benötigt drei bis vier Monate an kontinuierlicher Therapie, bis er vollständig aufgelöst ist. Danach zeigt sich sehr häufig ein neuer Konflikt, vermutlich, weil der Organismus sich durch ein Höherschwingen von altem energetischem Ballast befreien möchte.

Bei der großen Mehrzahl aller Menschen müssen mindestens zwei bis drei Konflikte aufgelöst werden, damit es nach durchschnittlich acht bis zwölf Monaten zu spürbaren und dauerhaften Verbesserungen des Allgemeinzustands kommt. Während dieser langsamen Therapiephase beobachtet man einen stetigen seelisch-körperlichen Selbstheilungsprozess. Er verläuft in der Regel in einem Auf und Ab, sodass sich der Betreffende einige Tage besser, dann wieder schlechter fühlt (siehe Abbildung 11). Ganz langsam kommt es über acht bis zwölf Monate zu einer kontinuierlichen Besserung, bis sich schließlich ein sta-

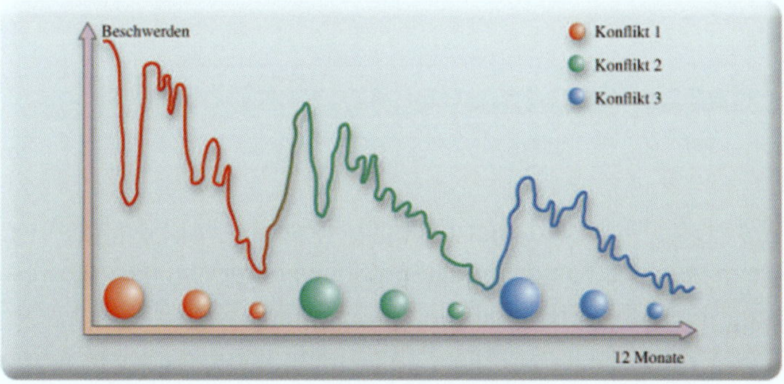

Abbildung 11: Durchschnittliches Abklingen von Beschwerden während der Therapie von mehreren Konflikten, was einem Therapiezeitraum von zwölf Monaten entspricht.

biler, meist dauerhafter und guter Dauerzustand einstellt. Der mehrere Monate dauernde Heilvorgang wird oft von lebhaften nächtlichen Träumen begleitet, weil während des Schlafes im Unbewussten heilsame Veränderungen ablaufen.

Sensible Menschen sollten die tägliche Tropfenmenge in einer Flasche Wasser verdünnen, die man über den Tag verteilt trinkt. Das macht die Einnahme allgemein verträglich und schonend, aber trotzdem effektiv. Unterbricht man die Einnahme für einige Tage oder Wochen, ist das in der Regel problemlos möglich, allerdings gibt es dann auch keine Therapiefortschritte. Die Medikamente sollten trocken und vor Sonne, Elektrosmog usw. geschützt aufbewahrt werden, vergleichbar wie empfindliche Computer, bei Zimmertemperatur.

Erfahrungen mit der Konflikttestung

Die große Mehrzahl aller Patienten bestätigt nach der Testung, wenn man den Konfliktinhalt mit ihnen bespricht, dass die Testung ihre subjektive Wahrnehmung richtig wiedergibt. An der Stelle erhebt sich die Frage, ob es nicht völlig ausreicht, seine Selbstwahrnehmung mit den Beschreibungen von Konflikten etwa in Büchern zu vergleichen, um als Patient das richtige Mittel auch ohne die Zuhilfenahme eines kostspieligen Therapeuten zu finden. Die Erfahrung hat aber gezeigt, dass das den wenigsten Menschen möglich ist. Die Konflikte sind zu unbewusst und durch Verdrängung und Schönfärberei zu versteckt, als dass man sie selbst entdecken kann. Andererseits sind sie aber nicht so unbewusst, dass man sie nach der Konflikttestung nicht trotzdem gleich wieder erkennen kann, sondern sie sind sozusagen „vorbewusst". Man weiß eigentlich von ihnen, will es aber nicht wahrhaben, weil es unangenehme seelische Eigenschaften betrifft.

Kritiker werden einwenden, dass Patienten möglicherweise Konfliktinhalte einfach aus dem Grund akzeptieren werden, weil sie so allgemein beschrieben sind. In der Psychologie spricht man vom „Barnum-Effekt", wenn eine Aussage wie etwa astrologische Beschreibungen in einer Zeitung für praktisch jeden Leser zutreffen. Der Zirkusdirektor Barnum war deswegen so erfolgreich, weil er in seiner Zirkusvorstellung für jeden Zuschauer etwas dabei hatte. Die langjährige Erfahrung hat aber gezeigt, dass dieses Argument bei der Psychosomatischen Energetik nicht zutrifft. Patienten beschweren sich über Therapeuten, die ihrer Ansicht nach falsch getestet haben. Wenn es einen Barnum-Effekt bei der Psychosomatischen Energetik geben würde, dann wären solche Beschwerden nicht möglich. Aber weil sie vorkommen, sind die getesteten Konfliktinhalte sehr wohl für denjenigen, der den Konflikt hat, eindeutig und klar unterscheidbar.

Eine weitere kritische Frage betrifft die Wiederholbarkeit der Konflikttestung durch unterschiedliche Therapeuten, das heißt die Standardisierbarkeit. In der Praxis kommt es allerdings selten vor, dass Patienten zu unterschiedlichen Therapeuten gehen, weil die Sitzungen natürlich Geld kosten und man auch dem jeweiligen Therapeuten vertraut. In den wenigen Fällen, wo das trotzdem passiert ist, haben die getesteten Konflikte zum größten Teil gestimmt, auch wenn ich von den Testergebnissen eines Kollegen zunächst nichts gewusst habe.

Bei der Ausbildung zum zertifizierten Energietherapeuten, dem Fachbegriff für in der Methode der Psychosomatischen Energetik ausgebildeten Therapeuten, achten wir außerdem besonders darauf, dass Studenten in Gruppen von vier bis sechs sich gegenseitig testen, aber nichts von den Testergebnissen erfahren. In der Regel stimmen ihre Testergebnisse untereinander überein. Wenn das nicht der Fall sein sollte, wird so lange trainiert, bis die Ergebnisse korrekt sind.

Die Vermittlung von Test-Ergebnissen setzt beim Therapeuten ein großes Maß an Berufserfahrung und Fingerspitzengefühl voraus, weshalb es nicht verwundert, dass die Psychosomatische Energetik gerade bei erfahrenen Therapeuten besonders geschätzt wird. Als Therapeut braucht man ein gerütteltes Maß an eigener Lebenserfahrung, aber auch an psychologischem Geschick, um mit der Methode souverän umzugehen. Die Psychosomatische Energetik hält dem Patienten einen ungeschminkten seelischen Spiegel vor. Dabei werden negative persönliche Eigenschaften sichtbar, was nicht immer angenehm zu hören ist. Nicht jeder Patient ist emotional reif und ehrlich genug, um das Selbstgemachte an seinem Schicksal zu erkennen.

Erfahrungen mit Kindern und Tieren

Kinder ebenso wie Tiere haben noch ein weitgehend offenes Energiesystem und sprechen nach den Erfahrungen der Psychosomatischen Energetik besonders gut an, wie folgender typischer Fall zeigt:

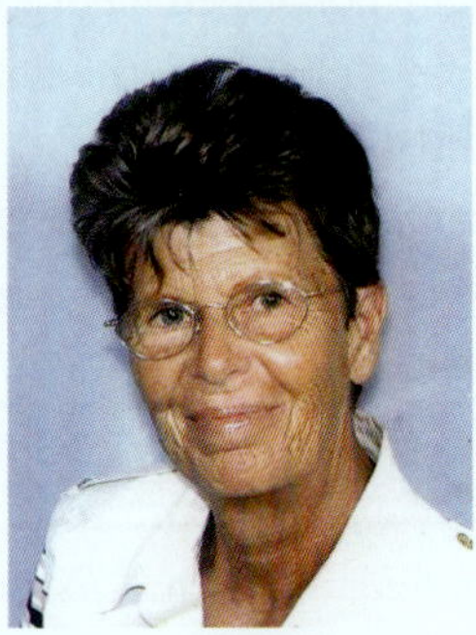

Abbildung 12: Gerlinde Paukert

Der zehnjährige Michael leidet an Verhaltensauffälligkeiten und hat schlechte Schulnoten. Der Schulpsychologe spricht von hyperkinetischem Syndrom (ADS) und empfiehlt den Wechsel vom Gymnasium zurück zur Realschule. Im PSE-Test sprechen eine Erdstrahlbelastung und ein Konflikt mit dem Thema „angespannt" an. Ich empfehle den Eltern einen guten Rutengänger, der das sofortige Umstellen des Bettes auf eine neutrale Stelle veranlasst. Der seelische Konflikt wird mehrere Monate behandelt. Ein Jahr später erfahre ich von einer Nachbarin, die mit ihrem Kind zur Therapie kommt, dass es Michael rundherum gutgehe und alles zum Besten stehe.

Kinder verlangen oft von sich aus die Einnahme der PSE-Medikamente, was erfahrene Eltern oft überrascht, weil Kinder Medizin normalerweise ungern einnehmen. Kinder spüren vermutlich die wohltuende Wirkung konfliktauflösender

Heilmittel. Nicht nur kranke, sondern auch scheinbar gesunde Kinder profitieren von einer Harmonisierung ihrer feinstofflichen Energie. Die österreichische Pädagogin Gerlinde Paukert hat (wie bereits erwähnt) Kinder und Jugendliche prophylaktisch mit der Psychosomatischen Energetik behandelt. Nach der mehrmonatigen Therapie waren die Schüler ausgeglichener, konnten besser lernen und zeigten einen besseren Zusammenhalt als soziale Gruppe. Sie schreibt am Ende ihrer mehrjährigen Studien, denen sie den Titel „Schmetterlingsprojekt“ gab: *„Zum Abschluss möchte ich noch meiner persönlichen Überzeugung Ausdruck verleihen, dass hohe Energiewerte eine Harmonisierung der Persönlichkeit bewirken. Daraus resultiert gute Belastbarkeit, Leistungsbereitschaft, Motivation, Freude, und der Erfolg lässt dann nicht lange auf sich warten. Auch die soziale Kompetenz verändert sich positiv und in der Schule gibt es plötzlich ein neues ‚Klassenklima‘. Die Gruppe agiert freundlicher und weniger aggressiv, das Miteinander wird wichtiger als das Gegeneinander.“*

Die erfahrene PSE-Therapeutin Dr. Birgitt Holschuh-Lorang, Allgemeinärztin aus dem Saarland, hat in einer großen Studie festgestellt, dass die Erfolgsquote der Methode nach acht- bis zwölfmonatiger Therapie bei Kindern mit über 90 % am höchsten liegt, verglichen mit nur 70 % bei Senioren. Es lohnt sich daher, möglichst frühzeitig mit der energetischen Harmonisierung zu beginnen.

Wie bereits erwähnt, haben Kinder ebenso wie Tiere ein besonders offenes feinstoffliches Energiesystem und reagieren deshalb besonders gut auf eine solche Therapie. Bei Tieren ist allerdings ein wichtiger Unterschied der feinstofflichen Anatomie festzustellen. Gemäß der indischen Yoga-Lehre umgibt den Organismus bekanntlich eine unsichtbare Hülle von Energie („Aura"). Tiere haben im Unterschied zu Menschen jedoch nur zwei Energieebenen, die Vital- und die Emotionalebene. Der Mensch besitzt dagegen zusätzlich eine mentale Ebene, die der Verstandestätigkeit entspricht, sowie einen kausalen Schwingungsbereich, der mit höheren Fähigkeiten wie der Intuition einhergeht.

Da man bei Tieren keinen Armlängen-Reflextest oder Ähnliches anwenden kann, testet bei ihnen der Therapeut seine eigene Armlänge im Energiefeld des Tieres (siehe Abbildung 13). Er platziert die Ampullen der Reihe nach in der Nähe des Tieres und sieht, was anspricht. Die Behandlung von Tieren mit der Psychosomatischen Energetik ist, wie erwähnt, oft sehr erfolgreich, wie nachfolgender Fall eindrucksvoll zeigt:

Einmal besuchte ich eine Therapeutin, deren Hund vor meinem Besuch von ihr weggesperrt worden war. Irgendwann nach zwei Stunden kratzte er energisch an der Tür und wollte herein. Sie entschuldigte sich für das Wegsperren und meinte, dieser Hund sei eine wahre Katastrophe, weil er ständig ohne Hemmungen auf den Esstisch sprang und alles in wilder Hemmungslosigkeit verschlang, was er an Essbarem fand. Nachdem diesmal nichts Essbares mehr auf dem Tisch stand, durfte der Hund hereinkommen. Irgendwann lag er neben mir, und ich hatte gerade den Testsatz mit den 28 Konflikten und 7 Chakren zur Hand, testete sie der Reihe nach, indem ich die Testampullen in die Nähe des Fells des Hundes legte. Ich beobachtete, bei welcher Ampulle ich eine veränderte kinesiologische Reaktion bei mir selbst beobachtete (Armlängentest). Schließlich fand ich den Konflikt „Schock, gefühllos" im Hals-Chakra des Hundes.

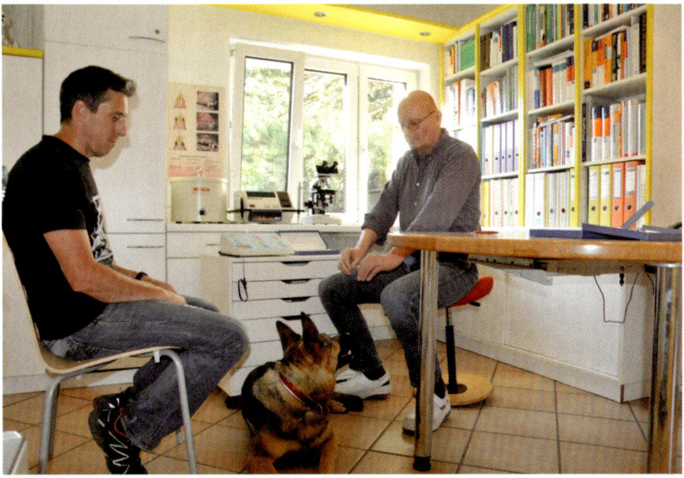

Abbildung 13: Der österreichische Tierarzt Mag. Rudolf Hauck bei der Testung eines Schäferhundes in seiner Praxis

Sein Frauchen konnte dazu eine interessante Geschichte erzählen, die die Ursache des seelischen Traumas nachvollziehbar machte. Der Hund hatte früher einer Dame mit einer unheilbaren Krebserkrankung gehört. Die Dame bat die Therapeutin darum, den Hund nach ihrem Tod zu sich zu nehmen. Irgendwann verstarb die krebskranke Dame, und als es in ihrer Wohnung zu riechen begann, brach man die Wohnung auf und fand einen halbverhungerten Hund neben der Leiche. Der plötzliche Tod seiner Herrin zusammen mit der Unmöglichkeit, etwas Essbares zu bekommen, hatte den Hund offenbar in einen schweren Schock versetzt, den er verständlicherweise nicht „schlucken konnte".

Wegen der Energieleere im Hals-Chakra war er später zu einem gefräßigen Monster geworden, das seinen seelischen

Hunger mit Fressorgien zu stillen versuchte – eine Ventilfunktion des Essens, die man bekanntermaßen nicht nur bei Hunden beobachten kann. Noch viel aufregender war der weitere Gang der Geschichte. Bereits wenige Tage nach Einnahme der homöopathischen Tropfen (Chavita 5, Emvita 17) war der Hund wieder vollkommen in Ordnung, aß normale Portionen und wirkte nicht mehr hektisch und getrieben, sondern wie ein normaler Hund. Die Nachbeobachtungszeit beträgt mittlerweile über vier Jahre.

Erfahrungen mit Erwachsenen in der Allgemeinpraxis

Patienten wollen von mir als niedergelassenem Allgemeinarzt häufig wissen, ob die Psychosomatische Energetik für ihr Krankheitsbild eine Hilfe sein wird. Grundsätzlich kann man dazu sagen, dass Energiebehandlungen als zusätzlicher wichtiger Heilimpuls zur Entfaltung der Selbstheilkräfte bei nahezu allen chronischen Krankheiten hilfreich sind – unterstellt, dass sonstige übliche schulmedizinische Verfahren parallel laufen oder schon vorher stattgefunden haben. Die Energiebehandlung ist dabei immer dann hilfreich, wenn der Organismus nicht unter zu fortgeschrittenen Schäden leidet, die Selbstheilkräfte also noch genügend wirken können.

Die Erfahrung zeigt, dass man mit der Psychosomatischen Energetik eine im wahrsten Sinn ganzheitliche Medizin betreiben kann, die bei vielen Krankheitsbildern zu psychischen und somatischen Besserungen oder Heilungen führt. Durch die Auflösung der Konflikte werden psychoenergetische Blockaden gelöst, damit die Lebensenergie wieder in voller Stärke fließen kann. Der vorher gestörte Stoffwechsel kann sich wieder normalisieren und es kommt neben der seelischen Regeneration erstaunlicherweise häufig auch zu körperlichen Heilungsvorgängen.

Unverarbeitete Konflikte spielen eine bedeutende Rolle bei der Entstehung von Krankheiten und seelischen Störungen. Da sich die Konflikte im Unbewussten abspielen, werden sie in der Regel nicht erkannt und auch nicht behandelt. Besonders gilt das für Menschen mit chronischen Krankheiten und Therapieresistenzen, also wenn Therapien nicht anschlagen. Auch bei Verhaltensstörungen, Erziehungsschwierigkeiten und vielen anderen Problemen der Allgemeinmedizin sind unbewusste Konflikte als Ursache in Betracht zu ziehen. Oft findet der konventionell arbeitende Arzt keine objektivierbaren Störungen, aber der Patient fühlt sich trotzdem schlecht. Man spricht dann von „somatoformen" Störungen, die ihre Ursache oft in solchen unbewussten Konflikten haben.

Erst wenn man die verborgenen Ursachen erkennt und auflöst, kommen dauerhaft wirksame Heilprozesse in Gang. Das konsequente Auflösen der Konflikte scheint nach den nunmehr fast zwanzigjährigen Praxis-Erfahrungen eine ursächliche Therapie zu sein, weil die Heilungsprozesse zielgerichtet wirken und meist von dauerhafter Wirkung sind. Oft verschwinden dadurch Therapieblockaden, und viele Behandlungen wirken danach erst richtig. So heilen nicht nur Krankheiten – die meisten Menschen verändern sich in ihrer Gesamtheit zum Positiven, fühlen sich vitaler und empfinden mehr Lebensfreude. Sie finden ihre innere Mitte, haben ihr Leben deutlich besser im Griff und entwickeln ein besseres Selbstwertgefühl. Die seelischen Selbstheilungskräfte werden durch die PSE angeregt und Menschen motiviert, ihr Leben selbst in die Hand zu nehmen. Oft braucht es keine weiteren Therapiemethoden, um eine vollständige Genesung zu erreichen. Die Psychosomatische Energetik kann deshalb bei der Mehrzahl der Patienten als Basismethode eingesetzt werden.

Meinen Patienten veranschauliche ich den Heilungsvorgang mit einem Bild: Der Patient stellt eine Pflanze dar, die Wasser und Licht zum Leben braucht. Genauso wie jede Pflanze gestört und krank wird, wenn man sie ins Dunkle stellt und nicht gießt, ergeht es dem Patienten mit seiner Lebensenergie. Jede unserer Körperzellen benötigt ebenso wie unsere Seele ein ausreichendes Maß an Lebensenergie, um gesund zu bleiben. Mancher Patient fragt: „Herr Doktor, können Sie mich wieder gesund machen?" Aber der Heilungsprozess hängt in seiner Essenz nicht von mir ab, weshalb die Frage im Kern falsch gestellt ist. Nicht ich als Therapeut bin der eigentliche Heiler, sondern die Selbstheilungskräfte des Patienten bewirken die Heilung. Diese demütige Haltung ist für mich kein Lippenbekenntnis, sondern meine tiefste Überzeugung. Der Therapeut ist – um im Bild zu bleiben – nur der gute Gärtner, der die Pflanze mit Licht und Wasser versorgt – die Heilung bewirkt „Mutter Natur".

Vom Bild mit der Pflanze kann man auch noch eine andere Regel ableiten, dass nämlich eine zu sehr geschädigte Pflanze nicht mehr gesund wird. Das klingt banal und gleichzeitig ernüchternd. Es stellt daher manchmal eine notwendige und oft schmerzhafte Erkenntnis für den Patienten dar, die schmerzhafte Tatsache zu akzeptieren, wenn sein Krankheitsprozess zu weit fortgeschritten ist und man nicht mehr viel ausrichten kann. Man sollte daher nicht zu spät mit der Auflösung der Energieblockaden beginnen, weil sonst die Selbstheilungskräfte überfordert sind. In solchen Spätstadien braucht man dann stärkere „Waffen", etwa in Form der viel geschmähten, aber oft unersetzlichen „Reparaturmedizin", der starken chemischen Medikamente usw. Die Energiemedizin stößt somit bei fortgeschrittenen Krankheitsprozessen an ihre Grenzen.

Ein anderer wichtiger Gesichtspunkt betrifft die ganzheitliche Wirkung der Lebensenergie. Sie beeinflusst sowohl unseren Körper wie unsere Seele. Eine harmonische, frei fließende Lebensenergie stellt deshalb die wichtigste Grundlage unserer leiblich-seelischen Harmonie dar. Wir fühlen uns seelisch gut, sind motiviert und interessiert an der Welt, wollen uns verwirklichen und etwas unternehmen, wenn unsere Lebensenergie frei fließt; genauso sind wir in der Regel körperlich gesund und bleiben es auch, wenn die Lebensenergie harmonisch fließt. Das geflügelte (lateinische) Wort „mens sana in corpore sano" (eine gesunde Seele wohnt in einem gesunden Körper) sollte deshalb wie folgt ergänzt werden: „Eine gesunde Seele wohnt in einem gesunden Körper – dank gesunder Lebensenergie".

Erfolge bei verschiedenen Krankheitsbildern

Ein Großteil aller Krankheiten in der Allgemeinmedizin ist psychosomatischer Natur. Man versteht darunter Krankheiten, die laut dem gängigen Erklärungsmodell der Schulmedizin durch seelische Nöte hervorgerufen sind. Der Patient klagt aber nicht vordergründig über seelische Probleme, sondern vor allem über körperliche Beschwerden. Die beklagten Symptome können keinem objektivierbaren Krankheitsbild zugeordnet werden, das heißt, obwohl der Patient gründlich untersucht wird, kann keine klare Krankheit festgestellt werden. Der typische psychosomatisch erkrankte Patient klagt über eine ganze Bandbreite an Beschwerden, er fühlt sich müde, reizbar, unwohl, er schwitzt oder friert mehr als sonst, ist verspannt, hat diffuse Schmerzen, Herz- und Atembeschwerden, sein Darm arbeitet nicht richtig und er fühlt sich niedergeschlagen.

Mit der Psychosomatischen Energetik findet sich bei psychosomatisch Erkrankten praktisch immer ein großer seelischer Konflikt. Da der Patient von seinen unbewussten seelischen Konflikten nichts spürt, hält er eine psychische Verursachung seiner Beschwerden für falsch, die von vielen schulmedizinischen Ärzten reflexhaft unterstellt wird. Die Mehrzahl solcher Konflikte ist tief unbewusst und kaum in Worte zu fassen, was die Abneigung der meisten Patienten gegenüber bloßen psychotherapeutischen Erklärungsmodellen verständlich macht.

Oft erlebt man bei der Anwendung der Psychosomatischen Energetik, dass sich der Patient erst im Zuge der Konfliktauflösung öffnet und eine seelische Mitursache akzeptiert. Dazu testet man bei ungefähr jedem dritten Patienten eine Erdstrahl-Belastung sowie häufig Darmflora-Entgleisungen und Gallenwegs-Dysfunktionen. Auch diese wichtigen Energieblockaden und funktionellen Stoffwechselbelastungen kennt die Schulmedizin leider noch nicht, sie sorgen aber bei vielen Menschen für dauerhafte Beschwerden. Nach einer Behandlungszeit von durchschnittlich zwölf Monaten und der Auflösung von drei Konflikten, die jeweils eine Therapiedauer von drei bis vier Monaten beansprucht haben, sind über 85 % aller Patienten deutlich gebessert oder geheilt. Das ist insofern bemerkenswert, weil viele Patienten schon jahrelang vergeblich die unterschiedlichsten Verfahren ausprobiert und nicht selten längere Klinikaufenthalte hinter sich haben.

Ebenfalls gute Erfolge sieht man mit der Psychosomatischen Energetik bei den gängigen psychiatrischen Krankheitsbildern wie Depressionen und Ängsten, wo die konventionelle Therapie beibehalten werden kann und die PSE begleitend durchgeführt wird. Man gewinnt dabei den Eindruck, dass seelische Gesundheit nicht nur eine Frage normaler Neurotransmitter ist, wie das die Schulmedizin behauptet, sondern vor allem eine Frage eines harmonischen und gut aufgefüllten Energiesystems. Wer genug harmonische Lebensenergie zur Verfügung hat, der ist gutgelaunt und hat genug emotionale Widerstandskraft gegenüber den Härten des Alltagslebens.

Gute Erfolge sieht man auch bei Süchten, die nachfolgender Patientenfall deutlich macht:

Der seit Längerem arbeitslose 50-jährige Herr S. ist seit seiner Jugend alkoholkrank. Dazu ist er starker Raucher. Ich untersuche ihn im Rahmen eines Pilotprojektes, bei dem es um die Möglichkeiten der Psychosomatischen Energetik bei Suchterkrankungen geht. Im Energietest finden sich auffällig niedrige Vital- und Emotionalwerte von 20 %. Der hohe kausale Wert von 80 % weist ihn als einen überdurchschnittlich sensiblen Menschen aus, ein Befund, den man relativ häufig bei Suchtkranken testet. Dazu findet sich der Zentralkonflikt mit dem Thema „Wut". Die Betreuerin bestätigt bei der Nachbesprechung, dass Herr S. nie Aggressionen zeigen würde, ein typisches Persönlichkeitsmerkmal des depressiven Charaktertyps, zu dem er offensichtlich gehört.

Herr S. bekommt die entsprechenden homöopathischen Komplexmittel für insgesamt vier Monate verordnet. Einige Monate später teilt mir die Betreuerin Folgendes mit: „Nach einigen Gelegenheitsarbeitseinsätzen bot ihm ein Arbeitgeber jetzt eine Festanstellung an. Herr S. hörte relativ früh nach der PSE-Therapie mit dem Trinken auf. Heute sagt er, er könne ein Bier bei einem Fest trinken, aber es werde nie mehr zu viel. Er raucht deutlich weniger. Nach vier Jahren des Elends hat er nicht nur wieder eine feste Stelle, sondern ab Herbst sogar einen Vertrag in seinem angestammten Beruf (Informatik). Er hat seit einigen Wochen ein kleines Auto, liebt das Leben und die Leute, es bahnt sich eventuell eine neue Beziehung an. Er ruft mich regelmäßig an und teilt mir seine Erfolgs- und Aufstiegsschritte mit."

Kindliche Ängste und Verhaltensstörungen sprechen besonders gut auf die Psychosomatische Energetik an, wie folgender Praxisfall zeigt:

Die zwölfjährige Sara wirkt deutlich jünger, als es ihrem Alter entspricht. Laut der Mutter besteht seit dem zweiten Schuljahr eine Rechtschreibschwäche, sie könne sich nicht konzentrieren und verdreht Wörter, klagt oft über Kopfweh. Auffällig ist eine übergroße Schüchternheit in der Öffentlichkeit, während sie sich zuhause ganz normal verhält. Eine Therapie bei der Schulpsychologin hat leider nichts gebracht. Im psychoenergetischen Test fallen sehr niedrige Emotionalwerte von 30 % auf. Der Konflikt „hastig" im fünften Chakra spricht an, dazu ein homöopathisches Mittel gegen Angst. Beim Gespräch äußert Sara, große Angst vor Prüfungen zu haben, was vorher nicht bekannt war. Die Mutter hört das zum ersten Mal und zeigt sich verwundert. Sara erhält eine Verordnung von homöopathischen Komplexmitteln zur Auflösung des Konflikts und zur Senkung der Angstschwelle. Bei der Kontrolluntersuchung ein halbes Jahr später berichtet die Mutter, Sara sei deutlich selbstbewusster, die Noten seien besser und das Kopfweh nicht mehr aufgetreten.

Mittlerweile sind viele tausende Menschen mit unterschiedlichsten Krankheitsbildern mit der Psychosomatischen Energetik behandelt worden. Die Liste der Krankheiten erscheint mir in diesem Rahmen eindeutig zu lang, um sie detailliert aufzuführen, so dass ich die Aufzählung an dieser Stelle abbrechen möchte. Es empfiehlt sich, Fragen zu Therapieerfolgen bei bestimmten Krankheitsbildern den entsprechend geschulten Fachleuten zu stellen (Adressen am Ende des Buches).

Abschließend möchte ich noch einige Lobesworte anführen, die die erzielbaren Therapie-Effekte der Methode deutlich werden lassen sollen:

Für mich persönlich gibt es keine aufrichtigere und wirksamere Medizin... Zuerst entwickelt sich durch die energetische Behandlung meiner eigenen Erfahrung nach tatsächlich ein neues Lebensgefühl und Bewusstsein – und dann erst ist spirituelle Entwicklung und weiteres inneres Wachstum wirklich möglich.
Internet, Frau C.S. vom 23.10.2007

Seit einem Jahr und drei Monaten mache ich jetzt Psychosomatische Energetik. Für mich ist es die beste Therapie. Langsam, aber sicher geht es mir damit besser...
Esoterikforum AT, S. vom 03.06.2008

Diese Methode bewirkt in meinem Leben Erstaunliches. Durch das Lösen von Konflikten ändert sich so manches. Auch körperliche Beschwerden verschwinden. Ich bin einfach glücklich, mich auf diese Methode eingelassen zu haben. Eine hochinteressante Methode.
Internet, J. vom 07.07.2010

... PSE hat mir eigentlich das Leben gerettet, zumindest war es in den letzten 3,5 Jahren der wichtigste Begleiter auf meinem Weg, mittlerweile bin ich mit alle Konflikten fertig. Ich habe mich damals nicht mal aus dem Haus getraut und selbst Kommunikation nur über das Internet fiel mir schwer aufgrund großer sozialer Ängste. Ich hätte so einen Beitrag wie hier niemals schreiben können!. PSE hat damit aufgeräumt. Aber auf lange Sicht ist diese Methode wohl das Beste, was es gibt, um bei sich mit dem seelischen Müll aufzuräumen...
Esoterikforum AT, Herr M. vom 22.09.2011

Haben Sie unerklärliche gesundheitliche Probleme? Lässt Sie die Schulmedizin im Stich? Eine der besten Methoden unserer Zeit – PSE . Bin selber Patientin und kann von der Methode nur Lobeshymnen singen.
Internet, O.B. vom 27.09.2010

… Ich kann das gar nicht beschreiben, es ist, als wenn ich wieder in meiner Mitte wäre (u. nicht so wie vorher, dass ich nicht mehr ich selbst war). Habe wieder Lust, was zu unternehmen, habe wieder Energie, mich interessiert wieder die Welt. Und was ganz wichtig ist, meine Panikattacken sind verschwunden. Manchmal erwarte ich sie regelrecht, aber sie bleiben weg…
Forum PSE, Thema Angststörung, Frau M. K. vom 18.11.2003

…PSE ist Heilung im Feinstofflichen. Im Entstehen begriffene Krankheiten können damit erkannt und behandelt werden, noch bevor sie im Organischen sichtbar und von der Schulmedizin diagnostizierbar werden. Denn unsere Seele weiß schon längst, was uns fehlt, lange bevor sie sich über den Körper unmissverständlich bemerkbar macht, wenn niemand ihr Gehör schenkt. Für den alternativmedizinischen Laien mag das alles märchenhaft klingen, und irgendwie ist es das auch. Ich jedenfalls praktiziere PSE seit ungefähr 10 Jahren, und etwa ebenso lange liegt auch meine letzte Krankschreibung zurück…
Internet, Frau B. R. vom 09.03.2011

Den eigenen Charaktertyp erkennen

In der Psychosomatischen Energetik fiel bei der Behandlung vieler Menschen auf, dass ein bestimmter, besonders großer Konflikt eine zentrale Rolle spielt. Ich habe diesen Konflikt wegen seiner zentralen Bedeutung „Zentralkonflikt" genannt. Er blockiert besonders stark das Energiesystem, weshalb die Heilerfolge bei seiner Auflösung besonders groß sind. Mit der Zeit zeigte sich darüber hinaus, dass sich Menschen mit dem gleichen Zentralkonflikt von der Charakterstruktur her gleichen – so sind Menschen mit dem Zentralkonflikt „Explodieren, Wut" sogenannte depressive Charaktere, die statt durch Aggressivität durch das glatte Gegenteil auffallen. Sie sind besonders angepasst, freundlich und verdrängen ihre Aggressionen, die sich nun in ihrem Unterbewusstsein abspielen. Der Zentralkonflikt prägt auf zentrale Weise den Charakter und das Verhalten, da er den größten seelischen „Schatten" darstellt, den wir haben. Was nämlich auf der seelischen Ebene am dunkelsten und am meisten verdrängt ist, beeinflusst uns zugleich am stärksten.

Normalerweise erfordert die Festlegung der Persönlichkeit intensive und lang andauernde tiefenpsychologische Untersuchungen, doch mithilfe der Psychosomatischen Energetik gelingt das in kurzer Zeit. Seit einigen Jahren gibt es einen Testsatz, der dem Therapeuten eine sichere Zuordnung ermöglicht, und das innerhalb weniger Minuten. Bei der Suche nach einem geeigneten Ordnungssystem haben sich die antiken Charaktertypen melancholisch, sanguinisch, cholerisch und phlegmatisch als ideal erwiesen. Meine Forschungen haben ergeben, dass sie energetisch einem bestimmten Zentralkonflikt in den Chakren entsprechen:

- 1 oder 7 (melancholisch, schizoid),
- 2 oder 6 (sanguinisch, hysterisch),
- 3 (cholerisch, depressiv) und
- 5 (phlegmatisch, zwanghaft).

Hat also jemand einen aktiven Zentralkonflikt im ersten Chakra, wird er dadurch dem Charaktertyp des Melancholikers zugeteilt. Jeder Charaktertyp wird durch klar abgrenzbare Wesenseigenschaften gekennzeichnet, die man nach der Testung abfragt, um sich sicher zu sein (siehe Abbildung 14). Praktisch immer bestätigt sich das bei der Befragung, etwa indem ein Melancholiker verstandesorientiert handelt, gerne alleine ist, schwer warm mit anderen wird, strategisch schneller als andere Lösungen sieht, um einige Kardinalsymptome zu nennen.

Die meisten Menschen sind Mischtypen, bei denen verschiedene Eigenschaften der Charaktertypen zusammenkommen. Die Erfahrung bei der Untersuchung tausender Menschen hat aber gezeigt, dass jeder Mensch einem Charaktertyp eindeutig zugeordnet werden kann, der ihn prägt und der seinem eigentlichen Wesen am meisten entspricht. Wer sich daher in den Tiefen seiner Seele selbst kennenlernen möchte, sollte sich unbedingt mit seinem Charaktertyp beschäftigen. Er zeigt uns, wo unsere wahren Stärken und Schwächen liegen und was wir tun sollten, um uns seelisch weiterzuentwickeln.

Da bestimmte Charaktere definierte Talente, Vorlieben und Abneigungen haben, kann man aus der Kenntnis des Charakters eine entsprechende Lebensberatung ableiten. Besonders hilfreich ist das Wissen um die Charaktere bei der Berufsberatung, da jeder Charakter bestimmte Talente und Vorlieben hat. So sind sanguinische Charaktere durch ihre emotionale Überzeugungskraft und ihr naturgegebenes Charisma besonders geeignet, etwa als Verkäufer oder Lehrer, andere Menschen von etwas zu überzeugen und zu begeistern, während Phlegmatiker durch ihren Perfektionismus für Berufe geeignet sind, die besonders viel Ordnungsliebe, Zuverlässigkeit und Struktur erfordern.

Antike Typenlehre	**Melancholiker**	**Choleriker**
Grundtendenz	rational	emotional
Grundeigenschaft	unabhängig	einfühlsam
Akzent	Ich	Du
positive Eigenschaften	konsequent, selbstsicher, autonom, entscheidungsfreudig, unbeirrbar, kritisch, eigenständig	resonanzfähig, einfühlsam, kameradschaftlich, kontaktfähig, empfindsam, hilfsbereit, beratend, tolerant, verstehend
negative Eigenschaften	intolerant, gleichgültig, kontaktschwach, unsensibel, einsam, störrisch, misstrauisch, eigenbrötlerisch, abweisend	nachgiebig, aufdringlich, lästig, entscheidungsschwach, lasch, anbiedernd, sich überfordernd

Abbildung 14a: Positive und negative Grundeigenschaften der Melancholiker/Choleriker

Man kann durch die Kenntnis des Charaktertyps auch mehr Verständnis für seine Mitmenschen entwickeln, die eben manchmal „völlig anders gestrickt sind“ als man selbst. Da die Charaktere untereinander feststehende Sympathien und Antipathien haben, kann man aus dem Charaktertyp auch die Qualität sozialer Beziehungen regelrecht vorhersagen. Das erweist sich als hilfreich bei der Partnerwahl, aber auch bei der Zusammenstellung sozialer Teams ganz allgemein.

Antike Typenlehre	**Phlegmatiker**	**Sanguiniker**
Grundtendenz	rational	emotional
Grundeigenschaft	gehorsam	lebhaft
Akzent	Ordnung	Freiheit
positive Eigenschaften	exakt, pünktlich, systematisch, ausdauernd, fleißig, zuverlässig, ordentlich, genau, verlässlich, korrekt, vorsichtig	spontan, gewandt, flexibel, risikofreudig, innovationsfreudig, großzügig, mitreißend, überzeugend, anregend
negative Eigenschaften	pingelig, pedantisch, starr, verbissen, streberhaft, langweilig, putzwütig, unflexibel, bieder, doktrinär, kleinlich	chaotisierend, oberflächlich, sprunghaft, ablenkbar, leichtsinnig, unstetig, unrealistisch, hektisch, flatterhaft, unruhig

Abbildung 14b: Positive und negative Grundeigenschaften der Sanguiniker/Phlegmatiker

Andere wichtige Energieblockaden aufspüren – die wichtige Aufgabe eines erholsamen Schlafes

Nächtliche Belastungen durch Erdstrahlen spielen in der naturheilkundlichen Heilkunde eine große Rolle. Steht das Bett auf einer sogenannten „geopathogenen“, das heißt durch schädliche Erdstrahlen krankmachenden Zone, schläft man dadurch nicht richtig und erholsam. Auf Dauer kann man auf solchen Zonen krank werden. Die Liste der Krankheiten und Störungen, die mit Erdstrahlen zusammenhängen, reichten von Erschöpfungs- und Schmerzzuständen, Unruhe und Anspannung, Schlafstörungen, Alpträumen, Bettnässen bis hin zur Kinderlosigkeit und sogar vielen Krebserkrankungen (7). Charakteristisch fühlt man sich nach einiger Zeit an einem anderen Schlafplatz deutlich wohler und schläft besser, etwa bei einem längeren Urlaub. Fatalerweise gibt es nicht wenige Menschen, die von ihrer Erdstrahlen-Belastung gar nichts spüren, die aber gleichwohl trotzdem dadurch krank werden können.

Ungefähr jeder dritte bis vierte Mensch ist statistisch von Erdstrahlen betroffen, davon jeder zehnte besonders stark. Es gibt Regionen wie gebirgige und vulkanisch geprägte Gegenden, wo Erdstrahlen deutlich stärker und häufiger vorkommen. Die beste Diagnose setzt sich nach meiner jahrzehntelangen Erfahrung aus drei Komponenten zusammen:

1. Das Ansprechen im Energietest auf bestimmte homöopathische Erdstrahl-Testampullen;
2. Die Bestätigung der Erdstrahl-Belastung durch einen versierten Rutengänger vor Ort und Verschieben des Bettes auf eine neutrale Stelle;
3. Das dauerhafte Verschwinden erdstrahl-typischer Beschwerden nach ungefähr drei bis vier Wochen.

Abschirmungen jedweder Art sind auf Dauer unwirksam. Man kann sich kurzfristig mit Korkplatten unter dem Bett, Acetatseide unter der Matratze sowie Seiden-Bettwäsche helfen, aber auf Dauer sind solche Hilfen auch nur Behelfslösungen. Innerlich helfen Brennnesseltee, Misteltee oder äußerlich Ameisensäure als Einreibung und Kupferringe am Handgelenk. Um dauerhaft gesund zu werden und gesund zu bleiben, ist ein von Erdstrahlen freies Bett erfahrungsgemäß genauso wichtig für die Aufrechterhaltung der Gesundheit wie gesunde Ernährung oder ausreichende Bewegung. Nur das Schlafen auf einer neutralen Zone ist langfristig gesundheitserhaltend. Man kommt also um das manchmal mühsame Bettverschieben nicht herum.

Wer das Bett angeblich nicht verschieben kann, sollte zeitweise ein Gästebett oder Futon an einer anderen, neutralen Schlafstelle benutzen. Schläft er dort nach einigen Wochen deutlich besser und erholter, sollte ihm das Beweis genug sein, sein Bett dauerhaft auf eine neutrale Schlafstelle zu verschieben. Erfahrene Rutengänger empfehlen eine Position des Kopfes Richtung Nordpol. Betten sollten in Räumen mit so wenig Elektrosmog wie möglich stehen und als Installation wird ein Netzfreischalter empfohlen. Alle metallischen Teile wie Bettfedern oder Metallrahmen können den Schlaf stören, weswegen Latexmatratzen und dergleichen mit Holzrahmen empfohlen werden.

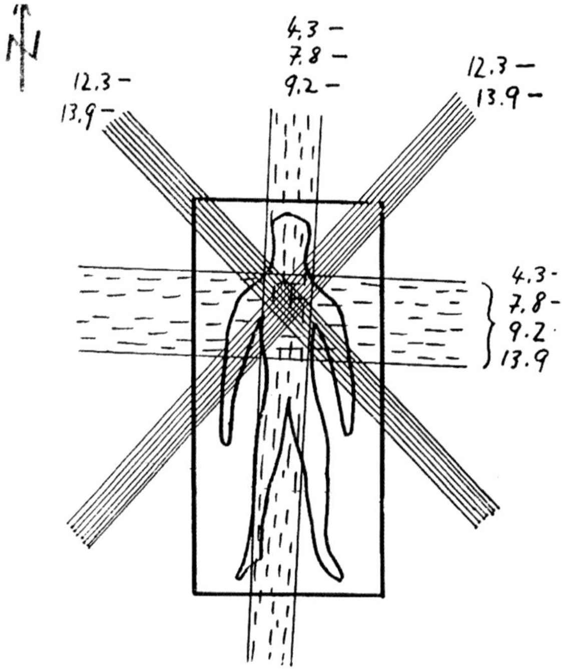

Abbildung 15: Bettplatzskizze mit Maximalzone, die sich im Halsbereich kreuzt. Dort hat der Patient eine ernsthafte Schilddrüsenerkrankung (aus Schweizer, P: „Radiästhetische Untersuchungen zum Problem Geopathie und chronische Krankheiten. „Resch Verlag Innsbruck, Kosmopathie 1981

Besonders wichtig ist das Erdstrahl-Problem bei Krebskrankheiten, wo Erdstrahlen bei der überwiegenden Zahl der Fälle als wichtiger Co-Faktor beobachtet werden. Weil erfahrene Rutengänger die Zonen eines Tumors erstaunlicherweise meist genau festlegen können (siehe Abbildung 15), auch ohne etwas von der Krankheit eines Patienten zu wissen, indem sich diese Zonen mit den Maximalpunkten von Erdstrahlen deckt, darf man vermuten, dass Krebs häufig etwas mit Erdstrahlen zu tun hat (6). Weil Krebs als chronische Krankheit eine Vorlaufzeit von mehreren Jahren bis Jahrzehnten hat, kommt man mit der Sanierung des meist gestörten Bettplatzes bedauerlicherweise zwar zu spät – die Krankheit ist ja bereits ausgebrochen und der Verlauf nicht mehr reversibel. Doch die Erfahrung zeigt, dass ein von Erdstrahlen freies Bett wichtig ist für die Regeneration des Krebskranken nach Operationen, Bestrahlung und Chemotherapie, aber möglicherweise – wie die Praxiserfahrungen zeigen – auch für ein besseres und längeres Leben nach der konventionellen Krebstherapie.

Elektrosmog und andere Umweltbelastungen

Unter dem Begriff „Elektrosmog“ werden subjektive Belastungen durch Handymasten und andere nahestehende Sendestationen von Funk- und Radaranlagen gezählt. Hinzu kommen häuslicher, wenn man so will „selbstgemachter“ Elektrosmog durch Schnurlostelefone, Wireless-Internet sowie durch direkten Kontakt mit zahlreichen elektromagnetisch strahlenden Geräten, angefangen vom elektrisch betriebenen Radiowecker in Kopfnähe des Bettes bis zum Handy. Auch PKWs sind heute vollgestopft mit Elektrosmog. Ein modernes Leben ist heute ohne Elektrizität nicht denkbar. Doch leider sind die offiziell erlaubten Grenzwerte der Funkmasten durch die emsige Lobby-Arbeit der Industrie von gesetzgebenden Politikern und durch voreingenommene und zu dürftige Forschung höchstwahrscheinlich viel zu hoch angesetzt[1].

Viele Menschen fühlen sich durch Elektrosmog subjektiv belastet und nervös, angespannt und unwohl, obwohl das nicht selten zumindest zu einem gewissen Teil andere Ursachen hat. Die Erfahrung der naturheilkundlichen Praxis zeigt nämlich, dass gesund lebende, psycho-energetisch ausgeglichene Menschen Elektrosmog viel besser tolerieren. Das bedeutet im Umkehrschluss nicht, dass Elektrosmog keine Beachtung

---

1 Dr.med. Gerd Oberfeld, Amtsarzt am Salzburger Gesundheitsamt, hat Online eine große Menge wertvoller Daten zusammengetragen: http://www.salzburg.gv.at

geschenkt zu werden braucht – man sollte ihn unbedingt auf ein Minimum reduzieren, weil er das vegetative Nervensystem belastet und vermutlich bei Dauerbelastung ernsthafte Körperschäden hervorrufen kann. So bestehen wissenschaftlich gut gesicherte Zusammenhänge für gewisse kindliche Tumoren sowie für Brustkrebs bei Frauen in Kalifornien, die ihr Handy bequemerweise jahrelang im BH-Ausschnitt getragen haben.

Bei Verdacht auf Elektrosmog empfehle ich den Hausbesuch eines erfahrenen Rutengängers oder Baubiologen, der den häuslichen Elektrosmog mit Hoch- und Niederfrequenz-Messgeräten misst (8). Meist findet er starke, nächtlich einwirkende Elektrosmog-Belastungen durch große Lautsprecher in Kopfnähe (starke Magnetfelder), stromleitende Wände mit Kriechströmen bei undichten Stromkabeln, Metallbetten, die als Antennen wirken, Sicherungskästen direkt an der Rückwand des Kopfendes im Nachbarzimmer sowie alle möglichen Elektrogeräte in Kopfnähe des Schlafenden oder elektrostatisch wirkende Kunstfasern, beispielsweise bei Kuscheltieren in Kinderzimmern.

Hinzu kommen elektrisch aufgeladene Arbeitstische, stark strahlende Lampen in Kopfnähe, etwa in Form der biologisch sehr ungünstigen modernen Energiesparlampen. Gerade einige sehr hochfrequent gepulste LED und einige Modelle der besagten Energiesparlampen scheinen sehr schädlich zu sein. Manchmal sind auch der als biologisch sehr ungünstig geltende Bahnstrom bei nahegelegenen Bahntrassen sowie nahegelegene Handymasten die Ursache des jeweiligen Elektrosmog-Problems. Durch geeignete Maßnahmen wie das Verstellen des Bettes, die elektrische Erdung (etwa von Solaranlagen auf dem Dach), Kaufen anderer Lampen sowie durch spezielle Abschirm-Maßnahmen lassen sich die meisten Probleme lösen und der Elektrosmog wirksam bekämpfen.

Die Erfahrung hat gezeigt, dass Elektrosmog biologisch nicht so schädlich ist wie Erdstrahlen, aber vorhandene Erdstrahlen aggressiver machen. Man sollte daher Elektrosmog auf ein Minimum beschränken. Elektrosmog kann im Gegensatz zu Erdstrahlen abgeschirmt werden. Eine Möglichkeit ist ein sogenannter Netzfreischalter für das Schlafzimmer, der zumindest nachts sicherstellt, dass im Schlafraum kein Strom fließt. Häuslicher Elektrosmog etwa durch nahestehende Handymasten kann wirksam durch einen Baldachin abgeschirmt werden, der Metallfäden enthält und dadurch als Faradayscher Käfig wirkt. Manche Autoren empfehlen Aluminiumfolie mit einer Erdung an derjenigen Außenwand anzubringen, wo sich ein Handymast befindet. Ich rate meinen Patienten, für solche Zwecke kompetente Fachleute zu Rate zu ziehen, um eine bestimmte Installation fachmännisch durchführen und anschließend kontrollieren zu lassen (Adressen am Ende des Buchs).

Sogenannte Entstör-Chips, die auf Handys aufgeklebt werden, wirken nicht elektromagnetisch abschirmend, weil eine Kontrolle zeigt, dass Handys nach ihrer Anbringung gleich stark strahlen. Entstör-Geräte haben aber trotzdem einen schwachen feinstofflichen Effekt, der mit geeigneten Testgeräten nachgewiesen werden kann. Die energetischen Effekte auf die Aura werden durch Entstör-Chips etwas gemildert (um ca. 10-20%), was aber gleichwohl die Schädlichkeit eines Handys insgesamt nicht aufhebt. Daher ist es empfehlenswert, sein Handy so wenig wie möglich und wenn, dann nur mit einer Freisprecheinrichtung beziehungsweise einem Kopfhörer zu verwenden und das Handy sowieso nur möglichst selten zu verwenden. Verwendet man zu Hause ein Schnurlostelefon, gibt es übrigens mittlerweile Anlagen mit Öko-Modus, die sich bei Nichtverwendung abschalten.

Weitere bedeutsame Gesundheitsgefahren gehen von radioaktiven Gasen aus, die als Radon bei schlecht isolierten Wohnungen in Bodennähe eine Rolle spielen. Man schätzt, dass es sich um die zweithäufigste Ursache von Lungenkrebs nach dem Zigarettenrauchen handelt. Wer Genaues wissen will, kann sich Dosimeter bei Gesundheitsämtern ausleihen und seine Belastung dadurch ermitteln. Es gibt regionale Häufungen, die man auf entsprechenden Karten leicht im Internet finden kann, und die von Behörden herausgegeben worden sind.

Lärm, baubiologische Gifte wie Schimmel in zu feuchten Wohnungen und Feinstaub an verkehrsreichen Straßen gehören zu weiteren Gesundheitsbelastungen, die als unterschwellige Belastungen krank machen können. Bei entsprechendem Verdacht sollte man einen Baubiologen und Umwelt-Sachverständigen hinzuziehen.

Funktionelle Organbelastungen und Entzündungsherde

In einem früheren Kapitel war ich bereits auf die Erfahrungen von Dr. Reinhard Voll eingegangen, der mit der Elektroakupunktur-Testung erstmals festgestellt hat, dass es funktionelle Organbelastungen wie Darmflora–Störungen, Galleabfluss- und Pankreas-Funktionsstörungen gibt, die unterschwellig krank machen können. In der antiken Medizin eines Hippokrates war so etwas schon vor rund zweitausend Jahren bekannt, ebenso wie in der traditionellen Heilkunde Chinas und Indiens. Die heilkundigen Ärzte im alten Griechenland und Rom kümmerten sich um die Gesunderhaltung der Körpersäfte. Ein Ungleichgewicht von gelber oder schwarzer Galle, von Blut oder Schleim sollte krank machen. Der Therapeut versuchte durch Zufuhr schwacher Gifte wie Quecksilber und Antimon und bitterer Pflanzentinkturen, aber auch durch Ausleitungsverfahren wie Aderlass oder Schröpfen, das Gleichgewicht der Säfte wiederherzustellen.

Aus der Sicht der modernen Naturwissenschaft beginnen wir langsam zu begreifen, dass die antiken Therapeuten höchstwahrscheinlich oft Wertvolles geleistet haben. Durch die Forschungen von Wissenschaftlern wie Prof. Pischinger aus Wien wissen wir heute, dass Naturheilverfahren und die antike Säftemedizin höchstwahrscheinlich auf das Bindegewebe (Mesenchym) einwirken (9). Dieses sich im gesamten Körper befindende Gewebe kann bildlich mit der Erde verglichen werden, in der eine Pflanze wächst. So wie jeder Gärtner sich bei einer kranken Pflanze um die Erde kümmert, haben sich die antiken Ärzte um die Säfte des Kranken gekümmert. Heute bezeichnen wir die kranken Säfte mit anderen Begriffen, können aber die grundsätzliche Ansicht der alten Ärzte vollauf bestätigen: das gesunde Milieu des Körpers ist für die Gesunderhaltung ganz wesentlich.

Die kranke Darmflora

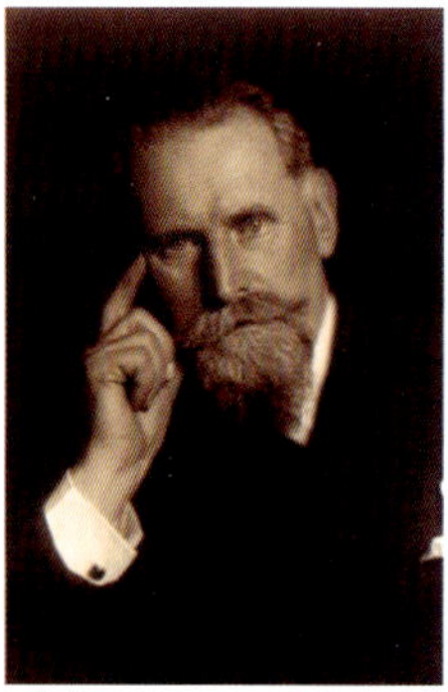

Abbildung 16:
Dr. Franz Xaver Mayr

Eine der wichtigsten Organbelastungen ist die gestörte Darmflora. Der Naturheilkunde war schon seit langem klar, dass zwischen Darm und dem Rest des Organismus ein enger Zusammenhang besteht. Der Spruch „Der Tod sitzt im Darm" klingt zwar etwas theatralisch, hat aber im Kern seine völlige Richtigkeit. Eine Schleimhautfläche größer als ein Fußballfeld wird von zig Milliarden verschiedenster Bakterien besiedelt, die für unsere Gesundheit von größter Wichtigkeit sind. Die Naturwissenschaft beginnt grade erst, solche Zusammenhänge zu entdecken und steht vor großen Herausforderungen, weil das Gebiet enorm komplex und schwer zu erforschen ist. Die Naturheilkunde hat hier zweifellos einen großen Wissensvorsprung, der auf jahrzehntelangem Erfahrungswissen beruht.

Der junge österreichische Medizinstudent Franz Xaver Mayr, nach dem die bekannte Mayr-Kur benannt ist, fragte Anfang des 20. Jahrhunderts seine Professoren nach der Bedeutung aufgetriebener Bäuche, nach Verstopfung und allen möglichen anderen Darmbeschwerden, die er bei den Kranken beobachtete. Ihm wurde beschieden, das habe keine nennenswerte Bedeutung – eine Auffassung, die noch heute in der Schulmedizin weit verbreitet ist. Mayr gab sich mit der Antwort nicht zufrieden und erkannte später als praktizierender Arzt, dass durch eine Schonkost aus Semmeln und Milch der gereizte und entzündete Darm des Zivilisationsmenschen geheilt werden kann. Als wichtigen Nebeneffekt der Mayr-Kur beobachtet man eine allgemeine seelische Stabilisierung und Stimmungsaufhellung, was als weiterer Beleg für die enge Beziehung von Darm und Seele gewertet werden kann.

Moderne Untersuchungen haben ergeben, dass ein ungewöhnlich großer Teil der Neurotransmitter im Darm gebildet wird. Der für das Gefühlsleben außerordentlich wichtige Botenstoff Serotonin wird ganz überwiegend im Darm gebildet. Der New Yorker Neurowissenschaftler Michael Gershon hat entdeckt, dass die Eingeweide von mehr als 100 Millionen Nervenzellen umhüllt sind, was beispielsweise deutlich die gesamte Zahl der Neuronen des Rückenmarks übersteigt. Hinzu kommt, dass die Eingeweide einen eigenen Nervenapparat besitzen, der demjenigen des Großhirns bis in die Zelltypen, Wirkstoffe und Rezeptoren hinaus gleicht. Gershon spricht bei seiner neuen Wissenschaft, der Neurogastroenterologie, deshalb vom „Bauchhirn“ (10).

Seit annähernd dreißig Jahren habe ich Erfahrung mit der naturheilkundlichen Behandlung der Darmflora. Das Hauptproblem der sogenannten „Dysbiose“ liegt in krankmachenden Keimen, die zu viel Giftstoffe produzieren und den Darm dadurch in eine regelrechte Giftküche verwandeln. Den besten Darm habe ich bei seelisch ausgeglichenen Leuten gefunden, die sich genügend körperlich bewegen und eine mediterrane Mischkost, Thaiküche und dergleichen bevorzugen. Insbesondere die antibiotischen Wirkstoffe von Knoblauch, Thymian, Curry sind wichtig. Die durch zu viel Rohkost einsetzende Gärung mit der Bildung von Fuselalkoholen hat bereits der erwähnte österreichische Arzt Mayr kritisiert, einfach weil der Darm dadurch überlastet wird. Alle Sauermilchgetränke (Kefir, Kombucha, Buttermilch, Ayran) sowie andere milchsaure Getränke wie Kwass (Kanne-Brottrunk) sind sehr hilfreich, ebenso wie ab und zu ein Essöffel Obstessig und ganz allgemein sauer vergorene Lebensmittel (etwa Sauerkraut).

In der Psychosomatischen Energetik gibt es für die unterschiedlichsten Störungen der Darmflora diagnostische wie therapeutische Testampullen. Durch den Medikamententest kann man sehr präzise herausfinden, woraus die Störung in welchem Darmabschnitt besteht und welche Therapie am besten geeignet ist. Am häufigsten ist ein Übergewicht an schlechten Kolibakterien. Recht oft findet man auch Anaerobier als Ursache, also unter Luftabschluss lebende Bakterien, die besonders starke Darmgifte bilden können. In manchen Fällen sind auch Darmpilze beteiligt, insbesondere wenn sie in die Mukosa (Schleimhaut) eingedrungen sind und dort giftige Aldehyde und dergleichen produzieren. Solche Menschen erzählen von einem beständigen Gefühl des Aufgetriebenseins, von Müdigkeit und einer problematischen Darmfunktion – entweder als Verstopfung oder Reizdarm mit weichem Stuhl. Viele Menschen spüren auch gar nichts vom Darm, haben dagegen eine durch den Darm ausgelöste Übersäuerung, wodurch es zu Kopfschmerzen, Verspannungen, Hautekzemen und dergleichen kommt.

Sehr gute Erfolge habe ich von einer mechanischen Reinigung in Form der Colonhydrotherapie gesehen, weil der gewöhnliche Einlauf oft nicht intensiv genug wirkt. Damit wird der ganze Dickdarm mehrfach mit körperwarmem Wasser ausgespült und dadurch stark gereinigt. Manche Patienten haben auch Besserungen, nachdem der Magen-Darm-Spezialist eine Darmspiegelung gemacht hat – einfach dadurch, weil der Darm davor ausgiebig gereinigt wird. Manche Patienten schwören auch auf Quellsamen wie afrikanische Flohsamen, die das Stuhlvolumen vergrößern – vermutlich werden dadurch ebenfalls Giftstoffe besser gebunden. Bifidusbakterien sind ebenfalls sehr wertvoll und mittlerweile im Supermarkt um die Ecke zu bekommen („Biojoghurt"). Antibiotika töten oft die guten Bakterien ab und lassen die schlechten am Leben. Man sollte dann die Darmflora Schritt für Schritt wieder aufbauen, indem man gute Bakterien zuführt.

Gallenwegs-Störungen

Neben der gestörten Darmflora findet man bei der Testung der Psychosomatischen Energetik am häufigsten Störungen der Gallenwege. In der antiken Medizin wusste man bereits um solche Zusammenhänge und sprach von „Cholerikern“ oder „Melancholikern“, wobei in beiden Begriffen das griechische Wort „Cholé“ für Galle enthalten ist.

Gestörte Gallenwege haben vermutlich mechanisch mit verdicktem Schleim und kleinen Steinchen zu tun, die die unzähligen kleinen Gallenwege der Leber verstopfen. Hinzu kommen Bewegungsstörungen der Gallenwege durch andere Ursachen, über die wir noch wenig wissen – etwa durch parasympathische Verkrampfungen. Die Leber als größte Chemiefabrik des Organismus bedient sich der Gallenwege außerdem als eine Art Schornstein, durch die Stoffwechsel-Schlacken ausgeschieden werden. Mit den Gallenwegen hängen biochemisch und nervlich zahlreiche Prozesse des Organismus zusammen, etwa die Cholesterin- und Steroidsynthese, dazu die Aufnahme zahlreicher lipophiler Vitamine und Mineralien sowie der gesamte Stoffwechsel der Galle, der für die gesamte Verdauungstätigkeit von großer Wichtigkeit ist.

Typische Beschwerden eines gestörten Gallenflusses sind Schwindel, Krampfneigung, Verstopfung, Unwohlsein, Müdigkeit, Schulter-, Arm- sowie Hüftbeschwerden, Osteoporose, Verdauungsbeschwerden mit Fettunverträglichkeit, dazu oft niedriger Blutdruck mit kalten Händen und Füßen. Eigentlich gibt es so gut wie keine Beschwerden, die nicht direkt oder indirekt mit einer gestörten Galle zusammenhängen können.

Der Volksmund sagt richtig, dass „Medizin bitter sein müsse", weil bittere Stoffe den Gallenfluss anregen. In der volkstümlichen Heilkunde haben sich gallenanregende Mittel wie Schwedenbitter sowie diätetisch Aperitivs mit bitteren Inhaltsstoffen wie Campari, Aperol und dergleichen eingebürgert. Der Kaffee am Morgen mit dem Frühstücksei ebenso wie der Magenbitter nach dem Mittagessen sind bewährte Choleretika, die das Gallesystem zum Fließen bringen sollen. Vielfach sind Hausmittel jedoch nicht ausreichend, so dass es stärker wirkende Arzneimittel braucht. Mit dem Medikamententest kann man testen, welche Mittel ansprechen.

Die Therapie des Heilpraktikers Andreas Moritz scheint eine mögliche Option zu sein, die man als Patient angeblich auch selbst durchführen kann (11). Moritz empfiehlt eine mehrtägige Reinigungs-Kur, durchführbar mit Apfelsaft und dem in Apotheken erhältlichen Präparat F.X. Passage®, die man gelegentlich wiederholen kann und die nach seinen Worten keine speziellen Vorbedingungen braucht. Ich würde trotzdem raten, solch eine Kur nur nach ärztlicher Abklärung versteckter Gesundheitsprobleme und unter therapeutischer Überwachung durchführen zu lassen.

Chronische Entzündungen

Mittlerweile haben wissenschaftliche Forschungen die Gewissheit reifen lassen, dass chronische Entzündungen bei den meisten Zivilisationskrankheiten eine Rolle spielen. Das gilt insbesondere für die Verkalkung der Arterien sowie für Krebserkrankungen, die beiden häufigsten Todesursachen der westlichen Welt. Man findet bei Menschen mit solchen Krankheiten schon frühzeitig erhöhte Entzündungswerte im Blut, ohne dass die Ursache der Entzündung bis jetzt genau aufgeklärt werden konnte. Möglicherweise spielen chronische Entzündungen der Zähne, Nebenhöhlen und anderer Organe eine Rolle, die in der Elektroakupunktur nach Voll und der Psychosomatischen Energetik schon lange bekannt sind.

Man weiß heute, dass sich beispielsweise Entzündungen des Zahnfleisches parallel zu Entzündungen der Herzkranzgefäße entwickeln. Bei der Suche nach Entzündungsherden findet man bei Energietests besonders häufig unvollständig wurzelbehandelte Zähne, in der Tiefe entzündete Weisheitszähne, tiefe Zahnfleischtaschen und ähnliche chronische Entzündungen des Zahnhalteapparates. In der Zusammenarbeit mit einem biologischen Zahnarzt kann man solche Entzündungen oft deutlich bessern oder sogar ausheilen. Das Gleiche gilt für chronische Entzündungen der Nebenhöhlen, die durch eine naturheilkundliche Therapie oft wesentlich gebessert oder sogar dauerhaft geheilt werden können. Weitere wichtige Herd-Organe sind chronisch entzündete Rachenmandeln, die chronisch entzündete Prostata sowie die Adnexen (Eierstock und Eileiter).

Einige praktische Ratschläge

Abschließend möchte ich einige praktische Ratschläge geben, um psycho-energetisch und stoffwechselmäßig mehr in Harmonie zu leben.

Ganz im Vordergrund steht, Energieblockaden möglichst frühzeitig zu erkennen und fachmännisch beseitigen zu lassen. Zur Vermeidung und effektiven Auflösung unbewusster seelischer Konflikte, die das Gros der Energieblockaden ausmachen, empfehle ich die Psychosomatische Energetik. Jede Heilmethode benötigt bekanntlich das Talent und die Sorgfalt des Therapeuten, der sie anwendet. Deshalb bestehen für die Ausbildung in Psychosomatischer Energetik® einheitliche und griffige Standards. Wer die mehrjährige Ausbildung erfolgreich absolviert hat, nennt sich „zertifizierter Energietherapeut“. Ich empfehle, die Behandlung mit der Psychosomatischen Energetik nur durch solche Therapeuten durchführen zu lassen (siehe Adressen am Schluss des Buches).

Man muss bei der Psychosomatischen Energetik mindestens mit einer Behandlungszeit von acht bis zwölf Monaten und der Auflösung von zwei bis drei Konflikten rechnen, um gute und dauerhafte Erfolge zu sehen. Die Behandlung besteht in der Einnahme homöopathischer Tropfen über mehrere Monate. Während dieser Zeit kommt es zu einem seelischen Transformationsprozess, der bis auf nächtliche lebhafte Träume für die meisten Menschen weitgehend unbemerkt und schleichend verläuft. Durch körperlich-seelische Selbstheilungsprozesse können viele Beschwerden und Krankheiten gelindert oder sogar geheilt werden.

Wenn man keine Konflikte mehr hat und sich wohlfühlt, braucht man danach keine weitere PSE-Therapie, was bei vielen Patienten nach drei bis vier Konflikten der Fall ist. Manche Menschen sind schon nach einem Konflikt mit der Behandlung fertig, insbesondere hochschwingende Menschen und Kinder. Die Psychosomatische Energetik stellt deshalb keine Endlos-Therapie dar, sondern hat klare Therapieziele, die die Behandlung limitieren. Nicht wenige Patienten haben jedoch immer wieder neue Konflikte und profitieren dann von deren Auflösung, wobei es sich empfiehlt, zwischen den Konflikt-Therapien längere Pausen einzulegen.

Wenn man eine Erdstrahl-Belastung hat, was man innerhalb weniger Minuten durch die Psychosomatische Energetik mithilfe einer Testampulle feststellen kann, kommt man – wie bereits erwähnt – um das Verschieben des Bettes auf eine ungestörte Stelle nicht herum. Abschirmungen jedweder Art sind auf Dauer zwecklos, auch wenn sie scheinbar eine Linderung oder gar Heilung vortäuschen. Wer eine Eigentumswohnung kauft oder ein Haus baut, sollte den Bauplatz wenn möglich vorher von einem guten und erfahrenen Rutengänger untersuchen lassen. In Deutschland erhält man Adressen beim Forschungskreis für Geobiologie, bei Verdacht auf Elektrosmog bei darauf spezialisierten Firmen (siehe Adressen am Schluss des Buches).

Zusammenfassung – wie man psycho-energetisch und stoffwechselmäßig gesund bleiben kann

In der Medizin setzt sich immer mehr die Überzeugung durch, dass Vorbeugung besser ist, als zu spät zu kommen und krank zu werden. In der Psychosomatischen Energetik kann man folgende Prämissen aufstellen, die man erfüllen sollte, um psycho-energetisch und stoffwechselmäßig gesund zu bleiben. Wenn man gesunde und seelisch zufriedene Menschen untersucht, die sehr alt geworden sind, haben sie die folgenden vier Kriterien alle erfüllt. Sie haben

1. keine seelisch negativen Emotionen im Unterbewusstsein;
2. keine Energieblockaden durch Erdstrahlen, Elektrosmog oder andere schädliche Umwelteinflüsse wie Radon, Feinstaub oder zu viel Lärm;
3. eine gesunde Darmflora und gute Verdauungssäfte;
4. keine chronischen Entzündungen wie entzündete wurzeltote Zähne oder andere dauerhaft entzündete Organe.

In den einzelnen Kapiteln dieses kleinen Buchs habe ich bereits geschildert, wie man zu den einzelnen Punkten in der Praxis vorgehen sollte, das heißt, wie man Konflikte auflöst, Erdstrahlen und andere Energieblockaden vermeidet, für eine gesunde Darmflora sowie Verdauungstätigkeit sorgt und chronische Entzündungen vermeidet. Hinten im Buch sind dazu einige Medikamente und Ratschläge aufgeführt. Wenn man sich meistens gesund und wohl fühlt, auch keine Verdachtsmomente für eine der genannten Belastungen sprechen, braucht man sich normalerweise keine Sorgen zu machen – dann testet man in der Regel keine Energieblockaden und andere Störungen. Ist das nicht der Fall, sollte man einen zertifizierten Energietherapeuten aufsuchen – das sind die in der Psychosomatischen Energetik speziell geschulten Fachleute – um sich austesten und behandeln zu lassen.

Wie stichhaltig ist dieses Konzept? Die jahrzehntelange Praxiserfahrung vieler erfahrener Therapeuten spricht dafür, dass es richtig ist. Obwohl es derzeit noch keine in die Zukunft weisenden, sogenannten prospektiven Studien zu diesem neuen Ansatz der Gesundheitsvorbeugung gibt, bin ich aufgrund meiner jahrzehntelangen Praxiserfahrungen zuversichtlich, dass solche Studien zugunsten der Psychosomatischen Energetik ausfallen werden. Die bekannten, wissenschaftlich wohlbegründeten sieben Regeln etwa der American Heart Association, die nicht nur Herz-Kreislauf-Erkrankungen, sondern auch Krebs vorbeugen sollen, sind zwar sehr sinnvoll, aber in der Praxis bekanntermaßen schwer einzuhalten. Sie lauten:

1. körperlich aktiv sein,
2. ein gesundes Gewicht halten,
3. gesund essen,
4. einen gesunden Cholesterinspiegel halten,
5. Blutdruck niedrig halten,
6. normalen Blutzucker halten,
7. nicht rauchen.

Die Erfahrung zeigt, dass die meisten der genannten Regeln deshalb nicht befolgt werden, weil viele Menschen inneren seelischen Stress und emotionale Frustrationen mit sich herumtragen, der sie dazu verführt, ungesund zu leben. Wer beispielsweise zu wenig Energie hat, neigt dazu, den Energiemangel durch Essen, Rauchen oder Alkohol zu kompensieren und vermehrt Stresshormone auszuschütten, die wiederum Risikofaktoren wie Übergewicht fördern. Es lohnt sich daher meiner Ansicht nach, auf der ursächlichen Ebene anzusetzen, um wirklich gesund zu leben – neben der Gesundheitsberatung zusätzlich auf der Ebene gestörter Emotionen und blockierter Psycho-Energien.

Das Abenteuer der Selbstentdeckung auf der Grundlage von Energietestungen

Die tägliche Arbeit mit der Psychosomatischen Energetik, darüber hinaus der Kontakt mit vielen spirituellen Lehrern, hat für mich im Lauf der Jahre ein neues Weltbild entstehen lassen. Genau genommen ist es kein neues Weltbild, sondern stimmt mit den Weltbildern vieler Hochreligionen wie dem Christentum oder Buddhismus überein, geht aber darüber hinaus. Viele Mystiker wie der verstorbene christliche Weisheitslehrer Daskalos haben ein solches neues Weltbild vertreten, das ich persönlich für richtig halte und das sich mit den Vorstellungen der Psychosomatischen Energetik deckt. Ich werde es auf den folgenden Seiten vorstellen.

Ich habe beileibe nicht nach einem solchen Weltbild gesucht, sondern es hat sich nach und nach ergeben. Ich fühle mich nicht zum „Weltretter" berufen, bin nach meinem Empfinden ideologisch also keineswegs hypertroph und überheblich. Ich hänge auch keiner speziellen Weltanschauung an, sondern halte mich für einen aufgeklärten Zeitgenossen, der sich der Begrenztheit vieler angebotenen Welterklärungs-Modelle durchaus bewusst ist. Als naturwissenschaftlich ausgebildeter Arzt weiß ich darüber hinaus, wie wenig wir in Wahrheit über die Wirklichkeit des Kosmos Bescheid wissen. Alle umfassenden Modelle der Realität haben daher immer etwas Zweifelhaftes. Gleichwohl erscheint es mir möglich und nötig, ein einigermaßen realistisches Welterklärungs-Modell zu entwickeln, das für moderne Menschen glaubwürdig und vernünftig klingt.

Weltbilder etwa in Form von Glaubenskriegen haben bekanntermaßen historisch viel Leid angerichtet, was bedauerlicherweise durch selbsternannte „Gotteskrieger“ bis heute anhält. Man hat daher als moderner aufgeklärter Mensch eher die Tendenz, alle religiös motivierten Weltbilder von vornherein pauschal abzulehnen und nur das naturwissenschaftliche Weltbild stehenzulassen. Wenn man aber genauer hinschaut, stellt man sehr bald fest, dass die Naturwissenschaften ein hohles und depressives Weltbild repräsentieren. Wir sind als individuelle Seelen sicher mehr als nur ein Haufen Materie und Sternenstaub, der bloß durch Zufälle zustande kam.

Daher braucht es ein Weltbild, das tiefere Sinn-Ebenen umfasst. Wie man ohne GPS oder Landkarte nicht in einem unbekannten Terrain umherwandert, sollte man auch nicht im eigenen Leben orientierungslos unterwegs sein. Man sollte in etwa wissen, warum man auf der Welt ist und warum es sich zu leben lohnt. Man braucht meines Erachtens stimmige weltanschauliche Modelle, die moderne Menschen akzeptieren können. Sie sollten sinnvolle Erklärungen für Phänomene wie Tod und Sterben liefern können. Sie sollten mithelfen, den Sinn seines individuellen Lebens besser zu begreifen, das System einer seelischen Reifung zu durchschauen und sein Leben danach auszurichten.

Abgesehen von einem Gefühl der Sicherheit vermittelt einem ein umfassendes Weltbild einen tiefen Zugang zu sich selbst. Erst durch das richtige Weltbild kann man sich selbst richtig kennenlernen. Was bedeutet richtig? Richtig definiert man zunächst für sich selbst. Trotzdem handelt es sich dabei nicht ausschließlich um einen radikalen, heute so modernen Individualismus, sondern es betrifft die gute Gemeinschaft aller Lebewesen und was man selbst dazu beiträgt. Jeder Mensch hat für mein Dafürhalten ein wertkonservatives Muster an richtigen Moral-Maßstäben in sich, das man im Kern mit Liebe und Vergebung gleichsetzen kann und das gleichzeitig mit geistiger Klarheit und Vernunft zu tun hat. Durch eine ehrliche Gewissenserforschung wird man damit konfrontiert und kann sich daran orientieren.

Das von mir vorgeschlagene Weltbild deckt sich mit den Aussagen aller großen Weltreligionen, aber auch aller anderen großen spirituellen Systeme. Gemäß dem hermeneutischen Spruch „wie außen, so innen “ führt dieses neue Weltbild zu einem radikal neuen Verständnis der eigenen individuellen Seele. Man befindet sich demnach in einem zahlreiche Leben umfassenden seelischen Reifungsprozess, der wie bei der Evolution der Arten von Charles Darwin eine kontinuierliche Verbesserung und Weiterentwicklung bedeutet. Seelische Konflikte sind dabei wie die Streben bei einem Weinstock, mit denen sich der Mensch seiner selbst bewusst wird und seine Individualität entwickelt.

Nach dieser Sichtweise gibt es keine von Grund auf besseren oder schlechteren Menschen, sondern alle sind auf einem gemeinsamen Weg der seelischen Entwicklung, manche noch als Anfänger, die oft mit Brutalität und egoistischer Schlauheit weiterkommen wollen, andere schon mit mehr Verständnis und Mitgefühl für ihre Mitgeschöpfe. Je mehr man das moralisch schlechte, böse und zerstörerische Motiv in sich selbst erkennt und sich zu bessern versucht, umso weiter kann man sich entwickeln. Die Psychosomatische Energetik ist dabei ein Hilfsmittel unter vielen anderen und kann einem dabei weiterhelfen.

Ein neues Menschenbild

Jedes medizinisch-psychologische System, ob offen gesagt oder unausgesprochen, beruht auf einem bestimmten Menschenbild. Dieses Bild legt fest, was richtig und was falsch ist und wie Gesundheit überhaupt definiert wird. Eine der tiefen Selbsterkenntnis verpflichtete Methode hat verständlicherweise ein besonderes Interesse, sich über ein möglichst vollständiges Menschenbild Gedanken zu machen, und das ist bei der Psychosomatischen Energetik zweifellos der Fall.

Meine Vorstellungen, die ich nachfolgend schildern möchte, rühren von einer lebenslangen Beschäftigung mit spirituellen Weltbildern her, aber ich bekam auch Impulse von der täglichen Arbeit als Arzt mit der Energiemedizin. Sehr viel habe ich von meinen Patienten gelernt. Vorausschicken möchte ich, dass ich keiner Sekte oder religiösen Gruppierung angehöre und mich selbst als durchschnittlichen modernen Zeitgenossen bezeichne. Ich habe auch keine definitiven Antworten parat, was vielleicht einige Leser enttäuschen wird. Dazu ist das Thema zu komplex und zu vieldeutig, aber ich habe – davon bin ich überzeugt – des Nachdenkens werte Anregungen zu geben.

Als Arzt, der sich mit feinstofflicher Energie und dem Unbewussten beschäftigt, aber auch mit dem persönlichen Schicksal von Menschen, die leiden und mit dem Schicksal hadern, bin ich täglich mit den großen Sinnfragen konfrontiert, die zusammengefasst lauten: „Warum hat es mich erwischt? Was habe ich falsch gemacht? Wer ist schuld? Wie kommt es zu einer Wiedergutmachung? Wozu soll das gut sein? Was ist überhaupt der Sinn meines Lebens? Wer bin ich eigentlich?" Die Fragen gehen natürlich weiter: „Gibt es ein von höheren Mächten gelenktes Schicksal? Gibt es eine Vorherbestimmung? Gibt es eine höhere Moral und damit einen moralischen Ausgleich?"

Wenn man sich die große Frage stellt, wer man eigentlich ist, aber auch die vielen anderen aufgeführten Fragen beantworten will, gelangt man bald in ein unentwirrbar scheinendes Gefecht unterschiedlichster, oft gegensätzlicher Meinungen, die von religiöser Seite, anderen spirituellen Systemen, der Psychologie, der Moralethik, der Jurisprudenz oder von der Naturwissenschaft ganz gegensätzlich ausfallen. Ich möchte die wichtigsten Vorstellungen und meine Position dazu kurz skizzieren.

Das Menschenbild der naturwissenschaftlich ausgerichteten Medizin, wie es heute weltweit an Universitäten unterrichtet wird, geht von einem materialistischen Menschenbild aus. Der Mensch besteht demnach ausschließlich aus Materie. Jede geistige Aktivität sei bloß eine Selbsttäuschung eines Hirns, das sich Phänomene wie „Ich-Bewusstsein, freier Wille, Formulierung eigener Wünsche" letztlich nur vormacht. Man landet bei einem trostlosen Weltbild, in dem Robotern vergleichbare Menschen der Täuschung unterliegen, sie würden eigenständig sein. Weil der Wissenschaftler demzufolge in Wahrheit auch bloß ein Werkzeug seiner Neuronen ist, kann man sich natürlich fragen, warum sein Weltbild richtig sein soll – gemäß seiner Theorie wäre er selbst auch bloß ein willenloses Werkzeug, und niemand bei Verstand würde den Aussagen eines willenlosen Roboters vertrauen.

Viele weiterblickenden Wissenschaftler wie der Heidelberger Psychiater, Historiker und Philosoph Prof. Thomas Fuchs, sehen im Gehirn ein „Beziehungsorgan", indem das Gehirn nur der Vermittler eines lebendigen Menschen sein soll, der in der Gesellschaft anderer Menschen lebt und mittels des Gehirns mit ihnen kommuniziert (13). Meines Erachtens ist dadurch das Kernproblem des materialistischen Weltbildes der modernen Naturwissenschaften aber nicht gelöst. Man braucht unbedingt die Idee einer individuellen Seele, um aus der ideologischen Sackgasse der Moderne herauszukommen. In meinem Buch „Heilung durch Energiemedizin" habe ich eine ausführliche, auf Indizien gestützte „Beweisführung" für die Existenz einer individuellen Seele beschrieben (14). Forschungsergebnisse der modernen Parapsychologie spielen dabei eine zentrale Rolle, weil sie eine Seele als „Feld" (Sheldrake) sehr wahrscheinlich machen.

Nachfolgend gebe ich eine kurze Zusammenfassung der im erwähnten Buch breiter ausgeführten Hinweise, die für die Existenz einer individuellen Seele sprechen.

Hinweise für die Existenz einer individuellen Seele

In der Psychosomatischen Energetik testet man einen Zentralkonflikt bereits bei neugeborenen Babys. Die Frage lautet, wo der Zentralkonflikt herkommen soll, denn das Kind kann ja noch keine seelischen Traumen erlebt haben. Wenn sich die Mutter an keine seelisch traumatisierenden Erlebnisse während der Schwangerschaft erinnern kann, kommt eine Übertragung von der Mutter auf das ungeborene Kind nicht mehr in Frage, aber auch keine anderen intrauterin erworbenen seelischen Verletzungen. Die nächste Erklärung kann in den Genen liegen. So können etwa im Rahmen der Epigenetik seelische Traumen von einer Generation zur nächsten weitergegeben werden. Wenn man eineiige Zwillinge untersucht, findet man bei ihnen zwar den gleichen Charaktertyp, aber unterschiedliche Zentralkonflikte. Die Vermutung lautet daher, dass die Traumen des Zentralkonflikts möglicherweise von einem früheren Leben einer individuellen Seele stammen können.

Ich habe anschließend geforscht, welche Beweise es für solch eine Annahme gibt. Der schottische Psychiater Ian Stevenson hat kleine Kinder weltweit befragt, die sich spontan an frühere Leben erinnert haben (15). Seine unzähligen Fälle sind in ihrer Summe sehr beeindruckend und lassen eigentlich nur die Vermutung zu, dass die Kinder die Wahrheit gesagt haben und sich tatsächlich an frühere Leben erinnern. In meinem Buch „Heilung durch Energiemedizin“ habe ich die wichtigsten Fälle von

Stevenson, aber auch von anderen Personen zusammengetragen. Mein Fazit lautet, dass es zwar keine definitiven Beweise für den Glauben an eine persönliche Wiedergeburt gibt, aber eine erdrückende Zahl beeindruckender Indizien, die in ihrer Summe sehr beweiskräftig erscheinen.

Ein Modell der Lebensaufgabe der individuellen Seele

Wenn man die aufgeführten Forschungen von Stevenson und anderen sowie die Erkenntnisse der Psychosomatischen Energetik zusammenführt, entsteht ein Bild der Lebensaufgabe der individuellen Seele, das ich kurz skizzieren möchte. Es entsteht dabei ein anderes Bild von Schicksal und Eigenverantwortung, als wir landläufig für uns als Ausrede und als bequeme Erklärung in Anspruch nehmen. Weil die Seele nicht nur das willenlose Opfer, sondern zumindest teilweise auch ein aktiver Mittäter ist, gehe ich in einem Folgekapitel über die Herkunft des Bösen und der Konflikte näher auf diese unangenehme, aber ehrlich anzuerkennende Mittäterschaft am eigenen Schicksal ein.

Die Seele hat vermutlich eine Individualität, die mit der jetzigen Persönlichkeit nicht vollständig in Deckung zu bringen ist, sondern mehr umfasst, nämlich sämtliche Erinnerungen und Eigenschaften früherer Wiedergeburten. Unsere Seele ist dadurch viel größer und umfassender als die jetzige individuelle Ausformung. Durch den Zentralkonflikt und den dadurch definierten Charaktertyp entsteht so etwas wie ein roter Faden, der zusammen mit typischen individuellen Eigenschaften das Wesen des Individuums ausmacht. Man kann darin nicht nur Verletzungen, sondern auch etwas sehr Positives erkennen: Vermutlich werden wir uns durch unsere seelischen Traumen der eigenen Individualität überhaupt erst richtig bewusst.

Stevensons Forschungen zeigen ebenso wie meine Praxiserfahrungen, dass Menschen die unglückliche Neigung haben, aus unbewussten, selbstschädigenden Motiven frühere Traumen förmlich wieder inszenieren zu wollen. Karma ist dann nach der Theorie von der morphischen Resonanz Rupert Sheldrakes nichts anderes als eine überwiegend schlechte Gewohnheit, die sich relativ stumpfsinnig wiederholt. Unsere Lebensaufgabe sollte demzufolge darin bestehen, über unsere alten Fehler und Gewohnheiten hinauszuwachsen und sie zu überwinden, damit wir aus der Teufelsspirale karmischer Verstrickungen herauskommen.

Schicksal und Eigenverantwortung

Menschen mit Schicksalsschlägen suchen verständlicherweise nach sinnvollen Erklärungen, warum ihnen das passiert ist. Nach meiner Auffassung setzt sich ein unglückliches Schicksal, etwa in Form einer schweren chronischen Krankheit, eines tragischen persönlichen Verlustes oder eines schweren Unfalls aus drei Komponenten zusammen: einem eigenen, einem fremden und einem zufälligen:

1. „Mein Anteil" = ein selbstverursachter Anteil, sei es in Form aktiver oder passiver „Beihilfe". Aktiv wäre beispielsweise das Rauchen bei Lungenkrebs, passiv dagegen eine Art Pechvogel zu sein, der durch etwas Ominöses wie morphische Resonanz Unglück regelrecht anzieht. Unbewusste seelische Konflikte wären dabei eine gemischte Ursache, die zwischen aktiver und passiver Beihilfe angesiedelt werden kann – teilweise kann man etwas für sie und teilweise auch nicht, da sie ja weitgehend unbewusst sind.

2. „Euer Anteil" = ein nicht selbstverursachter Teil, der auf unguten Genen, die man von den Eltern und Altvorderen vererbt bekam, auf Viren, Bakterien, soziale Unruhen wie Kriege oder Umweltgifte zurückgeführt werden kann. Man kann es auch als soziales oder Gruppen-Karma bezeichnen. Wir können nichts dafür, aber wir sollten gleichwohl durch kluges Handeln dafür sorgen, derartigen Risiken zumindest teilweise auszuweichen.

3. Unklarer Anteil = unklare Ursachen, die man unter dem Begriff „Zufall“ zusammenfassen kann.

Das gelegentlich vorgebrachte Argument, „alles sei vorherbestimmt“, erscheint mir rein aus logischen Gründen so sinnlos und falsch zu sein wie etwa der radikale Materialismus einiger Hirnforscher, die Geist für das Neben-Phänomen von Nervenzellen halten. Zufall muss existieren, damit es Willensfreiheit überhaupt geben kann – und ohne die Idee einer Willensfreiheit wäre das Leben letztlich sinnlos, da wir dann bloß wie fremdgesteuerte Roboter funktionieren würden.

Welcher Anteil in welchem Prozentsatz bei einer bestimmten Krankheit auftritt, kann man bei einigen Schicksalsschlägen relativ klar beantworten, etwa bei einer kriegerischen Auseinandersetzung, wo die soziale Komponente sicher die Hauptrolle spielen dürfte. Bei einem Raucher mit Lungenkrebs dürfte es die erste Komponente sein, das heißt, er trägt zum größten Teil die volle Verantwortung für sein Schicksal. Bei schweren Verkehrsunfällen dagegen ist es die dritte Komponente, das heißt schlicht ein großes Pech aus überwiegend zufälligen Gründen, es sei denn, man hat durch riskante Fahrweise und ähnliche Dinge das Schicksal herausgefordert, aber dann ist es nicht mehr der bloße Zufall, sondern mehr oder minder aktiv herbeigeführt oder zumindest durch Unbedachtheit teilweise provoziert.

Die Einschätzung des Anteils der jeweiligen Komponenten erscheint mir aus psychohygienischen, aber auch aus ethischen Gründen sehr wichtig. Die Wertung geschieht bei den meisten Menschen wohl intuitiv, wenn sie sich über bestimmte Risiken

Gedanken machen. Man verhält sich dabei auf unterschiedliche Weise präventiv, je nachdem, um was es sich handelt:

1. Man denkt positiv und lebt gesundheitsbewusst, um Komponente 1 so klein wie möglich zu halten. Wenn möglich, sollte man sich von negativen unbewussten Konflikten befreien, um Unglück durch Resonanz nicht anzuziehen.

2. Man lässt sich impfen, wenn man in Risikogebiete reist, und vermeidet Dinge wie soziale Unruhen, verrauchte Kneipen oder radioaktiv verseuchte Gebiete, um die Komponente 2 möglichst zu minimieren.

3. Gegen die Komponente 3, den bloßen Zufall, sind wir zugegebenermaßen weitgehend machtlos.

Mit dem Zufallsprinzip haben wir ein beständig großes Fragezeichen vom Schicksal präsentiert bekommen, das wir nicht durchschauen. Was man nicht ändern kann, sollte man klugerweise annehmen, weil Diskussionen zwecklos sind und einen nur unglücklich machen. Man sollte zufällige Schicksalsschläge letztlich als unvermeidlich annehmen. Zweifeln wir aber und klagen, sammeln wir negative emotionale Munition an, wodurch die Komponente 1 groß wird, wodurch wir Unglück wieder vermehrt anziehen und dadurch eine Teufelsspirale in Gang setzen, etwa durch Frustrationen ungesund leben, um uns zu trösten, und so fort.

Kritische Leser mögen einwenden, dass solches Aufdröseln der Schicksalsfäden reine Theorie ist. Ich habe aber durch jahrelange Gespräche mit Patienten die Erfahrung gemacht, dass es sich um wichtige Fragen handelt, die mit der Rolle der Eigenverantwortung und damit der persönlichen Schuld zu tun haben. Viele Menschen leiden ständig unter Selbstvorwürfen. Wer sich für schuldig hält, läuft mit einem seelisch enorm schweren Klotz herum, der ihn ständig niederdrückt. Die Klärung der Schuldfrage erscheint deshalb sehr wichtig, und klären kann man das nur durch Abwägen aller aufgeführten Komponenten und vor allem durch eine ehrliche Selbsterforschung.

Gut oder böse – wer ist schuld? Und wo kommen Konflikte her?

In der Psychosomatischen Energetik spielt die Frage nach der Herkunft seelischer Disharmonien zunächst eine untergeordnete Rolle. Man konzentriert sich im therapeutischen Bündnis von Therapeut und Patient vor allem auf die Konfliktauflösung. Als Therapeut, der dem Patienten sein Testergebnis erklären will, spreche ich selbstverständlich über die Inhalte der Konflikte und deren Bedeutung für das aktuelle Leben, doch die Herkunft der Konflikte wird weitgehend ausgeblendet. Vor allem die Rolle des Einzelnen bei der Entstehung der Konflikte wird nicht besprochen. Das geschieht, weil sich die Herkunft im Nebulösen verliert, aber auch, weil es für den Betreffenden peinlich sein kann.

Man betreibt in der ärztlichen Praxis anders als im Beichtstuhl eines Priesters üblicherweise keine Gewissenserforschung, weil das heute nicht mehr als stimmig und richtig erscheint – jeder sollte das bekanntlich im stillen Kämmerlein selbst mit sich regeln. Es erscheint mir gleichwohl wichtig, den Patienten zu ermuntern, sich mit seiner Rolle und letztlich seiner Schuld bei der Entstehung der eigenen seelischen Konflikte zu beschäftigen – auch wenn es sich um eine intime und sehr persönliche Auseinandersetzung handelt. Die Klärung der damit zusammenhängenden Fragen erscheint mir, wie schon im vorigen Kapitel angesprochen, sehr wichtig für die eigene Seelenhygiene, aber auch für die Klärung der moralischen Schuldfrage und vor allem unentbehrlich, um seelisch zu reifen.

Über Gut und Böse zu reden erscheint in unserer postmodernen, säkularen westlichen Gesellschaft geradezu antiquiert. Man verbindet damit die religiös argumentierende Drohkulisse einer patriarchalischen Gesellschaft, die ihre Mitglieder disziplinieren und einschüchtern will. In der antiautoritären Gesellschaft erscheint der moralische Zeigefinger als ein überholtes Relikt alter Zeiten. Aber sind die Fragen der Moral und das Böse ganz allgemein damit aus der Welt geschafft? Ich halte das für eine gefährliche Illusion.

In meinem Buch „Heilung durch Energiemedizin" habe ich die Geschichte des Bösen historisch zu skizzieren versucht. Ein wichtiger Grund ist dabei, dass die Psychosomatische Energetik Elemente aller drei Weltbilder aufgreift, die eine Diagnose und Therapie des Bösen anbieten – in moderner Sprache geht es um die Erklärung und Heilung von seelischen Disharmonien:

1. Das Weltbild des Schamanismus ist das älteste uns bekannte Weltbild. Hier wird das Böse mit dem bösen Blick und dem Neid des Nachbarn gleichgesetzt und damit externalisiert. Wie in der Psychosomatischen Energetik sieht der Schamane seelische Konflikte in seinen Visionen als vampirhafte energetische Anhängsel, die entfernt werden müssen.

2. Das monotheistische Weltbild, in der die biblischen sieben Todsünden „Hochmut/Stolz, Geiz/ Habgier, Wollust/ Ausschweifung, Zorn/ Rachsucht, Völlerei/ Maßlosigkeit, Neid/ Missgunst, Faulheit/ Ignoranz" eine zentrale Rolle spielen. Es handelt sich um ein Weltbild der totalen Introspektion, indem jeder mehr oder minder sündig ist. In den 28 Konflikten der Psychosomatischen Energetik sind diese sieben

Todsünden unschwer wiederzufinden, werden aber heute der besseren Akzeptanz wegen sprachlich entschärft.

3. Das psychoanalytisch-materialistische Weltbild der Moderne hat wieder eine völlig andere Erklärung, die oberflächlich betrachtet das Böse im Unbewussten sucht, es aber in Wahrheit genau wie der Schamane externalisiert. Es sieht seelisches Unglück im Erwachsenenalter als Produkt einer unglücklichen Kindheit und dabei vor allem die fehlende oder überfürsorgliche Mutterliebe als wesentlichen Faktor. Hirnforscher wiederum glauben an gestörte Hirnstrukturen, die teilweise genetisch bedingt sind – auch hier liegt eine Externalisierung vor.

Meine Vorstellung geht dahin, dass wir alle eine unsterbliche individuelle Seele haben, die durch seelische Traumen in früheren Leben verletzt und teilweise wohl auch emotional verhärtet wurden. Daraus entwickelt sich zusammen mit anderen Faktoren, mit sozialen, biographischen, psychoanalytisch nachvollziehbaren Neigungen eine charakterliche Verhärtung. Im Extrem entsteht eine seelische Grausamkeit, die willentlich Böses tut. Tiere und kleine Kinder haben normalerweise eine natürliche Empathie für ihre Mitgeschöpfe. Wenn sie jedoch in ständigen emotionalen Disharmonien leben müssen, beginnen sie sich selbst immer weniger wahrzunehmen. Vermutlich liegt hier einer der Hauptgründe für fehlendes Mitgefühl und damit für die Neigung, Böses zu tun. Hinzu kommt die Aktivierung uralter karmischer Konflikte, die jeder mit sich herumträgt.

Wer hat daher recht, der Schamane, der Vertreter des Monotheismus oder der moderne Psychoanalytiker? Vermutlich jeder ein bisschen, wobei es sich um ein komplexes Gemenge unterschiedlichster Einflüsse handelt.

In der Praxis erlebe ich immer wieder, dass die Konfliktheilung zu einer seelischen Öffnung und emotionalen Weichheit führt, wodurch die natürliche Empathie für andere Menschen ebenso wie eine natürliche Moral zunimmt. Aber ob das auch bei Psychopathen, ideologisch Verbohrten und Schwerkriminellen funktioniert, wage ich zu bezweifeln. Man kann zum Guten zurückfinden, wenn das Gute eigentlich nur ein wenig verschüttet war, aber nicht, wenn es völlig verschwunden ist. Dann ist es wohl die zähe Aufgabe im „karmischen Steinbruch", durch die harte Tour verschiedener Erdenleben langsam wieder zu Verstand und zu mehr Mitgefühl zu kommen.

Zuletzt stellt sich die Frage, wo die eigenen großen Konflikte eigentlich herstammen? Ich persönlich bin der Ansicht, dass sie bei den meisten Menschen aus ihren Vorleben stammen und dadurch stark unterbewusst sind. Man erwischt aber dadurch einen Zipfel der vergangenen Erinnerung, wenn man sich die Auswirkungen auf das jetzige Leben anschaut, weil wir unbewusst durch die Konfliktinhalte weiterhin manipuliert werden.

Rückerinnerungen durch hypnotische und meditative Versenkung scheint dagegen nur schwer möglich zu sein, weil die Verzerrungen einfach zu groß sind. In meinem Buch „Heilung durch Energiemedizin" habe ich mögliche Szenarien bei der Entstehung des Zentralkonflikts beschrieben. Mein Vorschlag ist es, darüber nachzudenken und dabei zu versuchen, die verschütteten Potentiale für sein eigenes Leben aus dem alten Konfliktinhalt zu destillieren und wiederzubeleben.

Wer mehr wissen möchte

Dieses kleine Buch möchte eine bloße Einführung sein, die das umfangreiche Gebiet der Energiemedizin und der damit zusammenhängenden Themen nur streifen kann. Wer mehr darüber wissen möchte, den möchte ich auf weiterführende Bücher hinweisen:

Banis, Reimar: Durch Energieheilung zu neuem Leben, 4.Auflage, Petersberg: Verlag Via Nova, 2002 (englische, italienische, russische Auflagen)

Banis, Reimar: Heilung durch Energiemedizin, Petersberg: Verlag Via Nova, 2012 (englische, italienische Auflagen)

Mewes, Christa: Charaktertypen – wer passt zu wem? Media Maria Verlag Illertissen 2011

Literatur

1. Genneper, T. und Wegener, A: „Lehrbuch Homöopathie“ Haug Stuttgart 2004
2. Dinges, E: „Homöopathie in Indien“, Zeitschrift für klassische Homöopathie Heft 2, 2008
3. Westlake, Aubrey T.: „Medizinische Neuorientierung“ Origo-Verlag Zürich 1963
4. Issels, Josef: „Mein Kampf gegen den Krebs. Erinnerungen eines Arztes.“ Bertelsmann, München 1981
5. Levine, Peter: „Sprache ohne Worte, Wie unser Körper Trauma verarbeitet und uns in die innere Balance zurückführt“, Kösel Verlag München 2011
6. Banis, R.: „Können Rutengänger Maximalzonen schwerer chronischer Krankheiten erkennen?“ Erfahrungsheilkunde 4/ 2014 Haug Verlag
7. Bachler, Käthe: „Erfahrungen einer Rutengängerin“, Residenz Verlag 2001
8. Maes, Wolfgang: „Stress durch Strom und Strahlung“, Institut Baubiologie 2005
9. Pischinger, Alfred: „Das System der Grundregulation“ , Stuttgart Haug; 2004
10. Michael Gershon. „Der kluge Bauch“, Goldmann Taschenbuch-Verlag Frankfurt, 2001
11. Moritz, Andreas: „Die Wundersame Leber- & Gallenblasenreinigung“ Ener-Chi.com Verlag 2012
12. Hrobjartsson A. und Gotzsche, P.C.: “Is the placebo powerless? Update of a systematic review with 52 new random-

ized trials comparing placebo with no treatment". In: Journal of Internal Medicine 256, Nr. 2, August 2004, S. 91–90.
13. Fuchs, Thomas: „Das Gehirn – ein Beziehungsorgan", Kohlhammer Verlag Stuttgart 2013
14. Banis, Reimar: „Heilung durch Energiemedizin", Via Nova Verlag Petersberg 2013
15. Stevenson, Ian: „Wiedergeburt – Kinder erinnern sich an frühe Erdenleben", Frankfurt/Main: Zweitausendeins, 1992

Nützliche Adressen

Adressen zertifizierter Energietherapeuten:

- Rubimed AG, Grossmatt 3, 6052 Hergiswil, Schweiz Tel. 0 41 – 630 08 88 (Vorwahl für Schweiz: 0041) www.rubimed.com (mit Verzeichnis von Therapeuten)
- Nordamerika: www.terra-medica.com (USA) und www.biomedicine.com (Canada)

Erdstrahlen:

- Österreich: Verband für Geobiologie, Koppstr. 89-93/3/2, 1160 Wien, Österreich, Tel. 01 – 408 18 83
- Deutschland: Forschungskreis für Geobiologie, Adlerweg 1, 69429 Waldbrunn-Waldkatzenbach, Deutschland, Tel. 0 62 74 – 91 21 00

Elektrosmog

www.biologa.de und www.gigahertz-solutions.de

Über den Autor

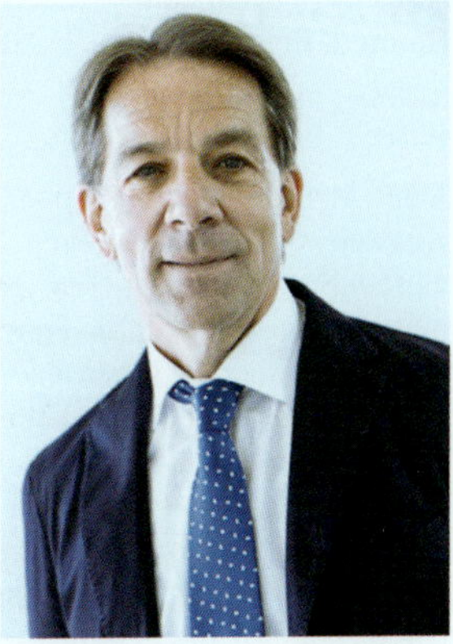

Dr. med. Reimar Banis ist Facharzt für Allgemeinmedizin. Er blickt auf eine über dreißigjährige Erfahrung als naturheilkundlich tätiger Arzt zurück. Vor rund zwanzig Jahren entwickelte er eine neue ganzheitsmedizinische Diagnose- und Therapiemethode, die Psychosomatische Energetik, die weltweit praktiziert wird. Mehrere seiner Bücher sind im Verlag Via Nova erschienen.

Moderne Ganzheitsmedizin zur energetischen Harmonisierung und zur tiefgehenden Selbsterkenntnis

- Wie man mithilfe der modernen Energiemedizin gesünder, lebendiger und fröhlicher werden kann.
- Wie man seine verborgenen seelischen Energieräuber erkennen und sich davon befreien kann.
- Wie man mehr über sich erfahren kann, um sich charakterlich weiterzuentwickeln und um seine seelische Mitte wiederzufinden.

Weitere Bücher aus dem Verlag Via Nova:

Durch Energieheilung zu neuem Leben

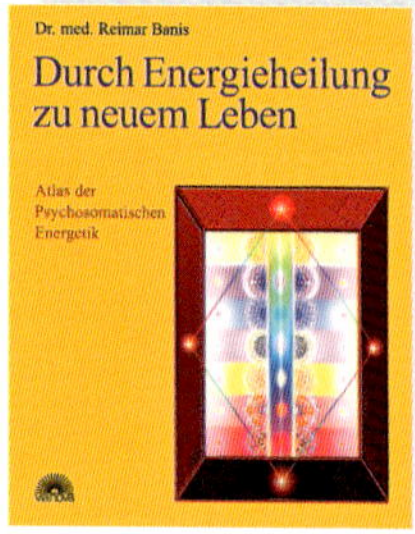

Atlas der Psychosomatischen Energetik
Dr. med. Reimar Banis

Hardcover, 408 Seiten, Großformat, vierfarbig, ISBN 978-3-936486-15-5

4. Auflage

Jeder Mensch, der mehr über sich, seinen unbewussten Charakter erfahren möchte, kann von diesem Buch nur profitieren. Der Leser findet Informationen aus allen Kultur-Epochen und spirituellen Disziplinen über die Lebensenergie, die Chakras und deren herausragende Bedeutung für Gesundheit, Lebensfreude und Sinnfindung im Leben. Der Autor verbindet das naturwissenschaftliche Weltbild mit Erkenntnissen der modernen Energiemedizin und uralter spiritueller Erkenntnisse. Ein neues Weltbild wird sichtbar, in dem die seelische Evolution des Einzelmenschen den eigentlichen Schlüssel darstellt. Dr. Banis schildert ein neues, einfaches System der Energiemedizin, das er entdeckt hat, um Energieblockaden in kürzester Zeit zu erkennen und zu heilen – die Psychosomatische Energetik.

Heilung durch Energiemedizin

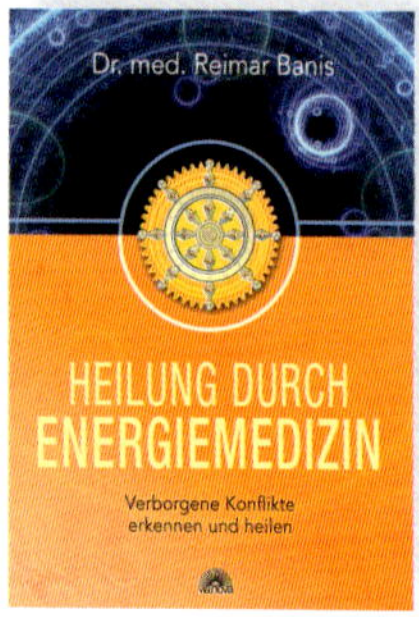

Verborgene Konflikte erkennen und heilen
Dr. med. Reimar Banis

Hardcover, 336 Seiten, 180 farbige Abbildungen, ISBN 978-3-86616-215-0

Große seelische Konflikte rauben Lebensenergie und beeinträchtigen erheblich unser Denken, Fühlen und Handeln. Der Autor, Heilpraktiker und Arzt mit Schwerpunkt Naturheilverfahren, zeigt in diesem Buch, auch an zahlreichen Fallbeispielen, wie mit Hilfe einer von ihm entwickelten alternativmedizinischen Methode, der Psychosomatischen Energetik (PSE), sowie homöopathischer Komplexmittel solche Konflikte, auch Traumata erkannt, aufgelöst und Selbstheilungskräfte ausgelöst werden. In diesem neuen Buch von Dr. Banis werden auch die Geschichte der Seelenforschung und ein neues Weltbild skizziert, das naturwissenschaftliche, schamanistische und tiefenpsychologische Erkenntnisse verbindet und die individuelle Seele als Erscheinungsmoment eines Reifeprozesses deutet.

Darm o.k. – alles o.k.

Die geniale Bauchmassage und weitere Tipps zum Schlankwerden und Wohlbefinden

Maria Köllner

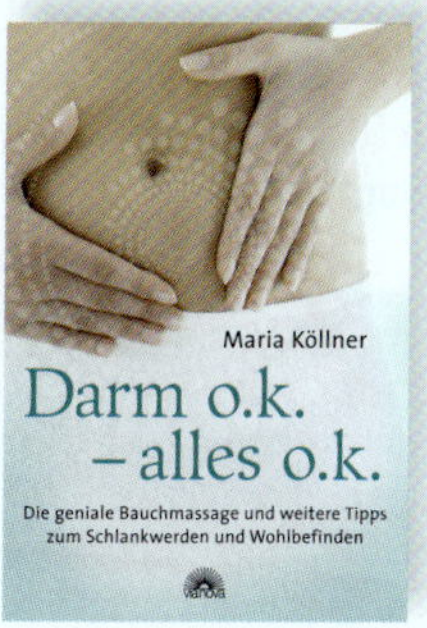

Paperback, 160 Seiten, 40 farbige Fotos,
ISBN 978-3-86616-343-0

Hören Sie eigentlich immer auf Ihren Bauch? Falls nicht, dann liefert Ihnen dieser unterhaltsam erzählte, umfassend recherchierte und derzeit vielleicht ungewöhnlichste Darm-Gesundheitsratgeber entscheidende Gründe, jetzt damit zu beginnen. Denn hier kommt das größte Organ des menschlichen Körpers erstmals selbst zu Wort und lässt Sie teilhaben an spannenden Einsichten und Erkenntnissen sowie effektiven Methoden und praktischen Tipps, wie Sie ein ganz neues Bauchgefühl erlangen und ihre Lebensqualität wesentlich steigern können. Zum Beispiel mit der so genialen Bauchselbstmassage! Lassen Sie sich von den vielen wertvollen Anregungen für Ihr Wohlbefinden und Ihre Figur inspirieren und erkennen Sie, wie bedeutsam der Darm für die körperliche und seelische Gesundheit und Vitalität ist.

Sanfte Medizin für Ihr Herz

Das Beste aus der Naturheilkunde Wirkungsvolle Selbsthilfe

Dr. Stefan Siebrecht

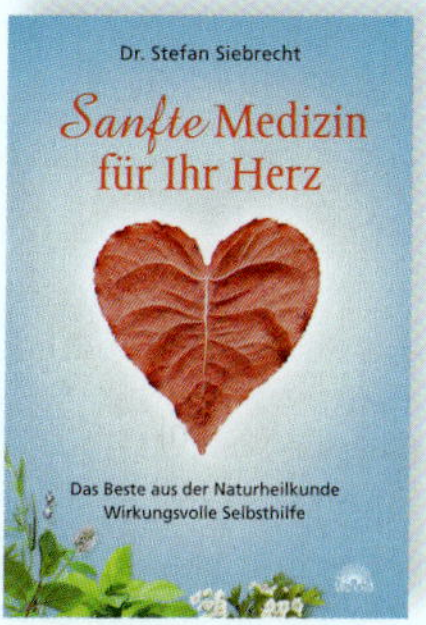

Klappenbroschur, 200 Seiten, 25 farbige Fotos,
ISBN 978-3-86616-328-7

Das Herz ist unser wichtigstes Organ. Ist es gesund, haben wir gute Chancen, im hohen Alter noch fit und vital zu sein. Doch die Realität sieht anders aus. Herz-Kreislauf-Erkrankungen sind die häufigste Todesursache in der westlichen Welt. Dieser wertvolle Ratgeber zeigt Ihnen, wie Sie den Einschränkungen des Lebens durch Herzbeschwerden und dem Schicksal an Herz- und Kreislauferkrankungen zu sterben entrinnen können. Das Buch verbindet traditionelle Naturheilkunde mit dem neuesten Forschungsstand. Der Autor erklärt kompetent und leicht verständlich ganzheitliche Verfahren in der Herztherapie. Sie bekommen Tipps zur wirkungsvollen Selbsthilfe gegen: Bluthochdruck, Arteriosklerose, Herzrhythmusstörungen, Venenleiden und Herzschwäche. Sie lernen die besten Vitalstoffe und Heilpflanzen für Ihr Herz kennen. Auch Stressreduktion, Ernährung, Prävention und die Heilkraft der Liebe kommen zur Sprache. Zusammenhänge sowie Ursachen werden unterhaltsam und spannend vermittelt. Ein wichtiger Ratgeber für Patienten, Therapeuten und Menschen, die gesund bleiben möchten.

Sein Bewusstsein auf eine höhere Seinsebene bringen

Geführte Meditationen

Werner Vogel

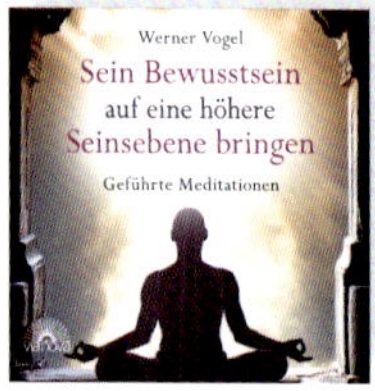

CD, Laufzeit: 70 Minuten, ISBN 978-3-86616-123-8

Die Grundübung aller spirituellen Wege ist die Meditation. Das Ziel der Meditation in allen spirituellen Traditionen ist die Erfahrung eines nicht-dualistischen Bewusstseinszustands. Um in den Zustand des Geistes in der bewussten Erfahrung des „ewigen Hier und Jetzt" zu kommen, bedarf es einer stufenweise aufgebauten Übungspraxis. Geführte Meditationen können helfen, den zerstreuten Geist zu sammeln und auszurichten. Dadurch kommt der Übende zur Ruhe und zur Erfahrung der inneren Stille. Der Geist beruhigt sich und wird klar wie die Oberfläche eines aufgewühlten Sees, auf dessen Grund man sehen kann. Schließlich tritt der Zustand der gesammelten inhaltslosen Wachheit im Geist ein und der Übende wird offen und frei für ein höheres Bewusstsein. In der CD werden 3 Meditationsübungen angeboten, teilweise unterlegt mit meditativer Musik.

7 Gründe für ein Leben nach dem Tod

Wissenschaftliche Studien eines Mediziners

Jean Jacques Charbonier

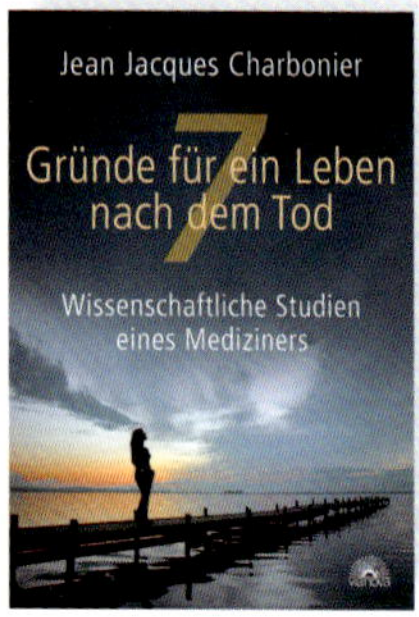

Paperback, 160 Seiten, ISBN 978-3-86616-353-9

Glauben Sie an ein Leben nach dem Tod? Bevor Sie diese Frage für sich endgültig beantworten, sollten Sie dieses Buch lesen! Es könnte Ihre Sicht auf die Dinge und das Leben von Grund auf verändern. Denn all die Erfahrungen, Beobachtungen und Studien, die hier überzeugend, leicht nachvollziehbar und wissenschaftlich fundiert dargestellt werden, machen mehr als nur Hoffnung. Sie lassen eigentlich nur einen Schluss zu: dass unser Bewusstsein nach dem Tod überlebt. Und sie zeigen, dass wir Leben und Tod in einem völlig neuen Licht betrachten müssen – ja!- dürfen! Lassen Sie sich auf dieses einzigartige Leseabenteuer ein, das zu einem der letzten Geheimnisse der Menschheit führt – und vielleicht dazu, dass Sie zukünftig in einem vollkommen neuen Verständnis und großer Gelassenheit durchs Leben gehen werden.